Dr.徳田の フィジカル診断講座

著者 徳田安春 地域医療機能推進機構（JCHO）研修センター長・総合診療教育チームリーダー

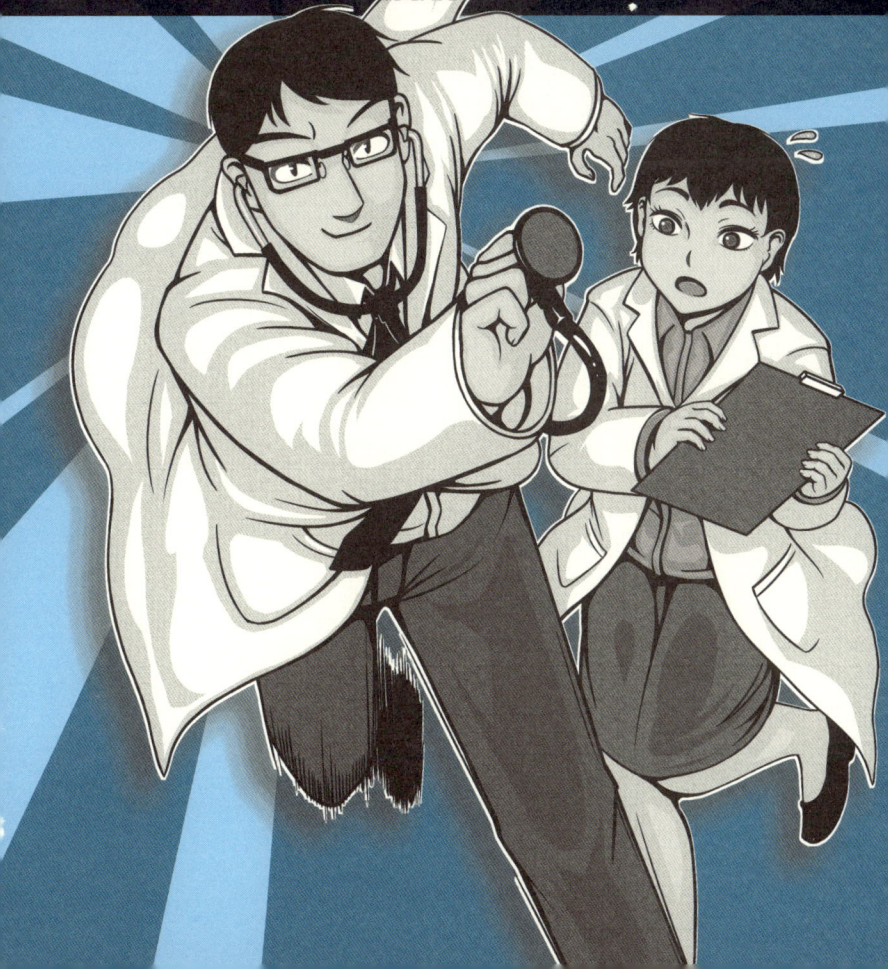

序

"How long does it take to learn clinical medicine? I am still learning after 30 years."

Joseph D. Sapira, M.D.
『The Art and Science of Bedside Diagnosis』
page 1, first edition, 1990.

　フィジカル診断はアートである．楽器や絵画，小説，演劇のようにアートの習熟には長年の経験と鍛錬が必須である．フィジカル診断について考えるとき，沖縄県立中部病院で内科チーフレジデントとして業務をこなしていた1991年を思い出す．そのときに，米国セントルイスから彗星のように登場されたのがSapira先生であった．チーフレジデントの業務の一つが，外国人指導医の案内役であった．すでに腎臓内科への針路を固めていた筆者にとっては，これで内科は「修了」できるという気持ちでSapira先生をお迎えした．

　ところが，である．Sapira先生の医療面接，身体診察，臨床推論，Sapira先生のベッドサイドの動きのすべてが自分の眼にはすばらしく新鮮に映った．Pit recovery time計測や手背静脈圧による静脈圧測定，mounting signなどのフィジカル手技をそのとき初めて教わった感動はいまだに忘れられない．その後，沖縄県立八重山病院に異動した翌年にもSapira先生は来てくれた．沖縄民謡料理屋に案内すると，沖縄三味線（さんしん）の音色を聴かれるやいなや，その調律について何時間も語っていた．その語り口はまさにアーティストだった．そう，フィジカルはアートなのだ．こうして与那国島の観光も終えて，石垣島で再度民謡料理屋に

お供したときSapira先生は与那国馬の美しさについての話を続けていた．その観察力の鋭さに感嘆した．

　フィジカル診断で最も重要なのは観察力であると信じる筆者は，本書を通じてフィジカル診断の重要性と楽しさを体験して頂けたらと願う次第である．日本医事新報社出版局の皆さんには前著のバイタルサイン講座に引き続き本書でも大変お世話になった．その後に進路を総合内科に変更した筆者は卒後26年目で本書を出すにあたり，またclinical medicineを勉強することができたことは間違いない．「内科」の勉強はまだまだ修了していないのである．

2014年　盛夏　**著 者**

目 次

§1 序 章―全身ゲシュタルト外観　　1

§2 各 論　　5

❶ 全 身

1 脱水の身体所見 ……… 6

2 皮膚のフィジカル診断 ……… 12

❷ 心 臓

3 心音：Ⅰ音（S_1） ……… 18

4 心音：Ⅱ音（S_2） ……… 24

5 心音：Ⅲ音（S_3） ……… 30

6 心音：Ⅳ音（S_4） ……… 35

7 大動脈弁狭窄症 ……… 39

8 大動脈弁閉鎖不全症 ……… 47

9 僧房弁閉鎖不全症 ……… 54

10 僧帽弁狭窄症 ……… 63

❸ 呼 吸

11 呼吸器系診察の基本と正常呼吸音 ……… 68

12 呼吸副雑音(1)―断続性副雑音 ……… 73

13 呼吸副雑音(2)―連続性副雑音 ……… 78

14 胸水と気胸 ……… 82

❹ 腹　部

15 腹部の診断 — 視診 ……………………… 86

16 腹部の診断 — 聴診・打診 ……………… 89

17 腹痛患者の触診 …………………………… 94

18 直腸診 ……………………………………… 99

❺ 神　経

19 脳神経の診察 ……………………………… 104

20 筋力の診断 ………………………………… 109

21 反射の診断 ………………………………… 115

索　引 ……………………………………………… 122

フィジカル診断講座 序章

§1 フィジカル診断講座

〔序章―全身ゲシュタルト外観〕

全身の外観

フィジカルは全身外観(general appearance)の評価からスタートする.最新心理学で,全体的構造のことをゲシュタルト(gestalt)と呼ぶ.そもそも,人間は長い進化の過程で,対象を全体としてとらえるということを無意識に行う習性を身につけていることが判明している(ゲシュタルト心理学).この進化の恩恵を利用しない手はない.患者の全体像を把握して,全体として観察すると,部分観察では得られない貴重な情報を瞬時に把握することができる.

まずは声掛けとあいさつ

医療面接と病歴聴取は,患者に声掛けとあいさつを行うことで始まる.ここで同時にフィジカルも始まっている.なぜなら,声掛けとあいさつに対する反応(返答)を診ることで,全身外観の評価が始まっているからである.「病歴聴取が重要でフィジカルは補完的なもの」というのは間違いで,病歴聴取と「同時に」フィジカルはもう既にスタートしているのである.

外観でのアラームサイン

意識障害や呼吸停止,心停止はもちろんアラームサインである.そのときは,basic life support;BLSに準じた対応を即時に行う.そうでない場

表1 外観でのアラームサイン

顔色	蒼白
皮膚	冷汗
表情	苦悶
視線	うつろ・ぼんやり
会話	反応なし・内容が不明瞭・発声困難

合，患者の反応（返答）をみたときに評価すべき項目は，顔色，皮膚，表情，目線，会話の5項目である．表1に，各項目でのアラームサインを記す．

このようなアラームサインがあれば，重篤度・緊急度の高い疾患を考える．バイタルサインと合わせてトリアージを迅速に行う．顔面が蒼白なときは，ショック状態または貧血を考える．日本写真学会の研究結果によると，日本人などの黄色人種では，貧血が進行すると完全な「白」ではなく，「黄」がかかった蒼白となるという．

皮膚の冷汗は交感神経の過剰興奮を示しており，ショックのこともあるが重篤な疾患への反応のことがある．苦悶様の表情であれば，重篤な痛みをきたすような疾患を考える．視線や会話内容が異常なときは意識障害を考え，意識レベルを詳細に評価する．発声困難のときは，急性上気道閉塞，窒息，呼吸不全などを考え，呼吸状態を迅速に評価する．

全身外観の記載

全身外観の評価では，①良好；good，②軽度病的；mildly-ill，③中等度病的；moderately-ill，④重度病的；severely-ill の4段階などに分けるように努力する．

全身外観の初期評価によって，その患者に対する診察後の最終帰宅／入院判断（いわゆる disposition）を予測できるように努力する．すなわち，

ある患者を「帰宅させることができること」を予測するときには、「全身外観は良好」と記載する。ICUやCCU入室を予測するときは「重度病的」、一般病棟への入院を予測するときは「中等度病的」と記載する。帰宅か入院かの予測が微妙なときは「軽度病的」と記載する。

このような「予測トレーニング」を続けていくと、患者を見た瞬間に重症度を判定できるスキルを身につけられるようになる。ただ、そのためには、自らが初診で診察して予測した患者を他の医師へ途中で引き継いだ場合、最終的に帰宅／入院のどちらになったかの判断結果をフォローする必要がある。

フィジカル必須項目

診察は病歴情報で立てた診断仮説に基づいて行うので、全身すべての所見を取る必要はなく、診断仮説を確かめるための診察を行う。しかしながら、基本的な項目で、できるだけ必須診察項目として入れてほしいのが**表2**の所見である。フィジカルで診察する順番も下記の順とすることが多い。

神経学的検査は必須ではないが、少しでも神経系の症状があれば行う。胸部までの診察は原則として坐位で行い、背中の所見は肺の診察のときに併せて行う。腹部と下肢の診察は、患者を仰臥位にして、患者の右側に立って行う。冬場の触診の際には、手を温めてから行う。男性医師の場合の女性の診察では、必ず女性看護師や看護助手を助手に付けて行う。腹痛や消化管出血、膀胱直腸障害、骨盤腹膜炎などの患者では直腸診を行う。

表2 必須診察項目と診察順

1	全身の外観（前述）
2	皮膚
3	顔面（眼、口腔内）
4	頸部（リンパ節、甲状腺）
5	胸部（心臓、肺）
6	腰背部（肺、脊柱）
7	腹部（肝臓、脾臓、腸管）
8	四肢（手指、下腿、足）

フィジカル診断講座 各論

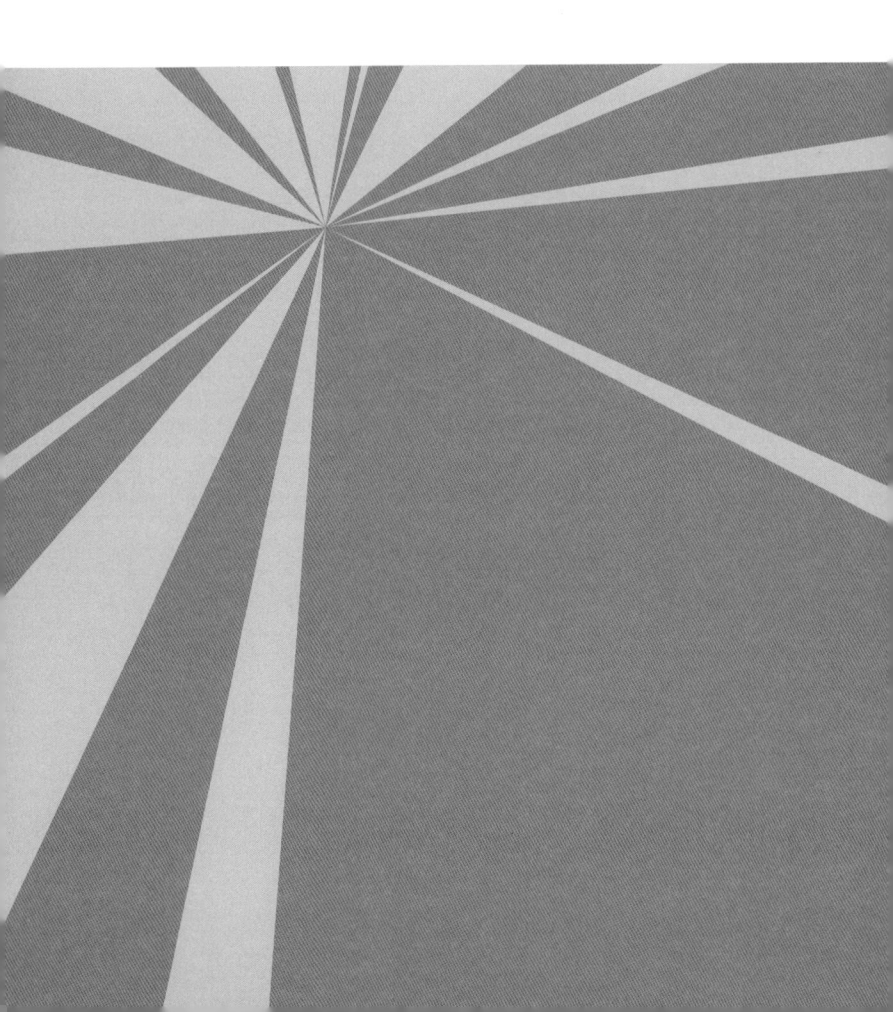

1 脱水の身体所見

脱水の病態

　高齢者は脱水になりやすい．高齢者の総体内水分量は成人に比べて割合が低く，口渇中枢の機能も低下しているからである．救急室や初診外来へ来院した高齢者には脱水の合併が多い．特に，高齢者における感染症では，発熱や不感蒸泄増加，発汗により脱水を伴っていることが多い．また，近年の温暖化により夏の猛暑がひどくなっており，都会などではヒートアイランド現象も加わり，熱中症による死亡者が増えている．

　脱水(dehydration)は全身状態を悪化させる要因であり，放置しておくと予後を悪化させるので，早期かつ簡便で正確な診断が望まれる．よく，脱水の診断のために，BUN/Cr比のみで評価する者がいるが，それのみでは脱水の病態を把握できない．

　定義上，脱水は「細胞内水分の減少」を意味し，検査データでは血清浸透圧上昇を意味する．また，肝硬変や蛋白質摂取不足などがあるとBUNは上昇しにくい．検査データで脱水を評価する場合，BUNのみならず血清Na値と血糖値も含めて評価すべきである．もちろん，直接，血清浸透圧値を測定してもよい．一方，BUN/Cr比の上昇は血管内容量低下(hypovolemia)を示唆する．定義上，血管内容量低下は血管内Naの欠乏を意味する[1]．

脱水のフィジカル診断

検査が容易にできない状況ではフィジカル診断が有用である．在宅，災害時，グローバル医療，夜間，そして週末などでは血液検査ができないことが多い．ここでは便宜上，血管内容量低下も含めてフィジカル診断を行うこととする．脱水に対するフィジカル診断では，病歴の情報に加えて，多くの所見を組み合わせて総合的に評価する．病歴情報では，飲水低下や短期間での体重減少などで脱水を疑う．

起立性低血圧，静脈圧の低下，眼球陥没（ヒポクラテス顔貌，図1），口腔粘膜の乾燥（舌小帯の消失と舌表面の光沢，図2），舌表面の縦走するシワ，皮膚ツルゴール（turgor）低下（図3），そして腋窩の乾燥（axillary sweat，図4）を調べる．

また，毛細血管再充満時間（capillary refill time；CRT）の測定も有用である（図5）[2]．患者の手指の爪を爪床が白くなるまで圧迫しておき，圧迫を除いてから毛細血管血流が回復して爪床のピンク色が戻るまでの時間

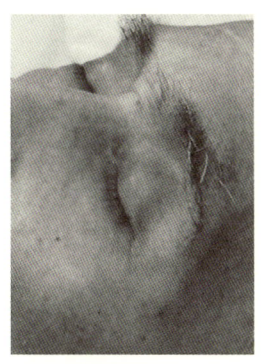

図1 眼球陥没
ヒポクラテス顔貌はコレラ患者で特徴的

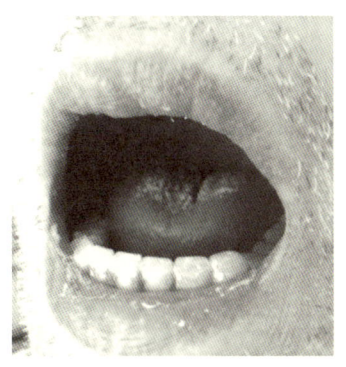

図2 口腔粘膜の乾燥
舌小帯の消失と舌表面の光沢

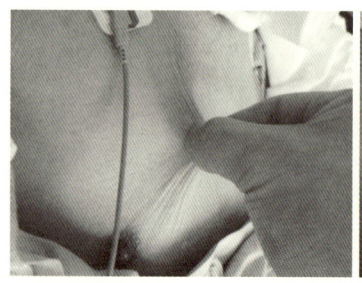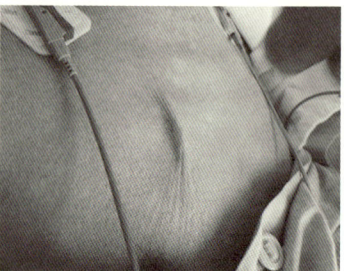

図3 皮膚ツルゴールの低下(前胸部)

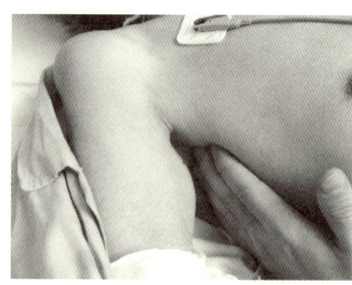

図4 腋窩の乾燥(axillary sweat)の診かた

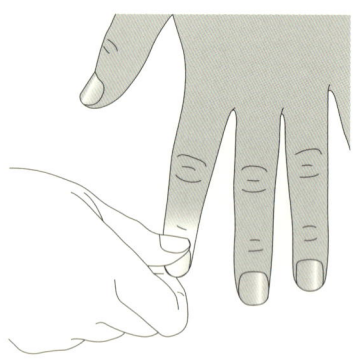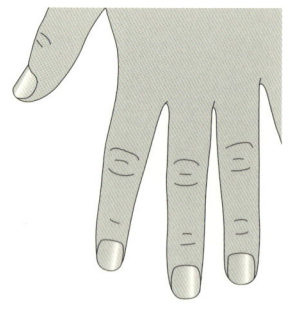

爪床が白くなるまで5秒間圧迫　　　　　細胞に血流が戻った状態

図5 毛細血管再充満時間(capillary refill time ; CRT)の測定

(文献2より改変)

を計測する．この時間が2秒以上であれば，循環血液量の減少による循環不全を示唆する．

脱水のフィジカル診断所見の操作特性

最近，筆者らはこれらの所見の操作特性（感度や特異度など）の研究結果を発表した[3]．当院へ急性疾患で緊急入院となった65歳以上の高齢者について，受診時の意識レベル低下，眼球陥没，口腔粘膜の乾燥，腋窩の乾燥，皮膚ツルゴール低下，CRT延長と脱水の有無をそれぞれ検討した（**表1**）．血清浸透圧が上昇していた患者を「脱水あり」と定義した．

表1の結果より次のことが言える．脱水の診断において，「腋窩の乾燥」は感度44％，特異度89％と特異度に優れており，陽性尤度比（likelihood ratio；LR）が4.0でrule-inに優れた所見であることが分かった．続いて，「眼球陥没」および「CRTの延長」が特異度83％と続いた．すなわち，高齢者の脱水の診断における身体所見では，腋窩の乾燥が最も診断に寄与し，眼球陥没，CRTの延長がそれに続いた．実際の臨床現場では，脱水のリスクのある病歴があれば脱水の可能性を否定せず，総合的に判断して欲しいと思う．

表1　脱水の診断

	感度％	特異度％	陽性尤度比
意識障害	11	72	0.4
腋窩乾燥	44	89	4.0
口腔粘膜の乾燥	56	61	1.4
眼球陥没	22	83	1.3
皮膚ツルゴール低下	22	72	0.8
CRT延長	22	83	1.3

CRT：capillary refill time，毛細血管再充満時間　　　　　　　　（文献3より改変）

●文 献

1) McGee S：Evidence-based physical diagnosis, 3rd ed, Elsevier, 2012.
2) AllRefer Health＜http://health.allrefer.com/health/capillary-nail-refill-test-nail-blanch-test.html＞
3) Shimizu M, et al：Intern Med 51：1207, 2012.

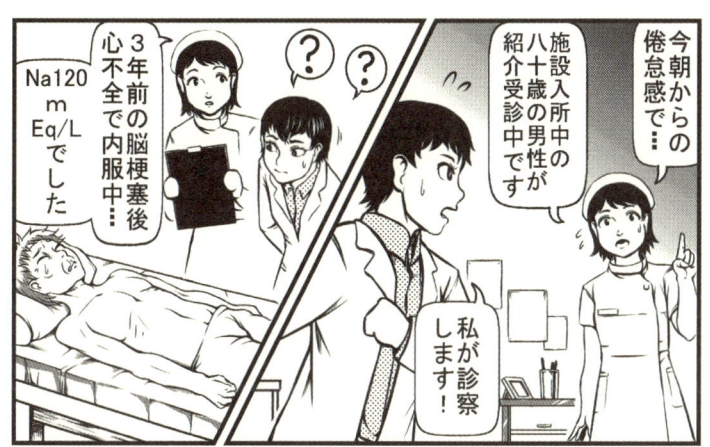
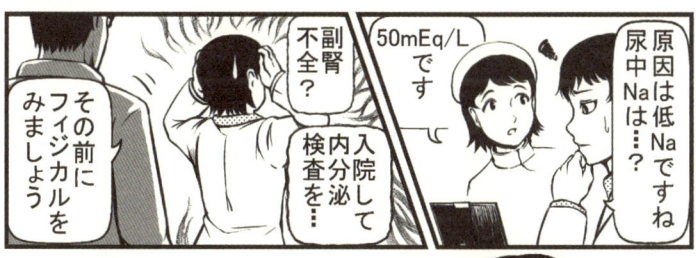
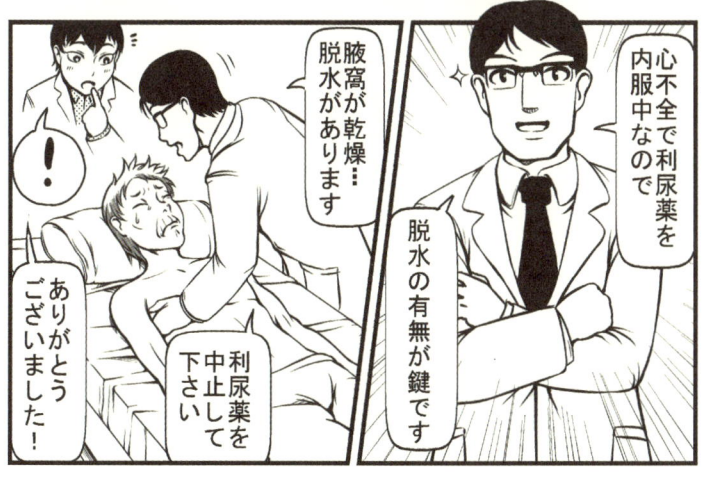

1 脱水の身体所見

2 皮膚のフィジカル診断

発疹の記述

皮膚の診察は大変重要で，局所皮膚疾患のみならず全身性疾患の決定的な所見が見つかることがある．例えば，原因不明の発熱患者で，手足にオスラー結節(Osler's node)やジェーンウェー紅斑(Janeway lesion)，線状出血(splinter hemorrhage)などを認めれば，感染性心内膜炎(infective endocarditis)を疑う根拠となる．

発疹を確認したら必ず発疹の「記述(description)」を行う．「皮膚に発疹がありました」のみでは有用な発疹の情報を診断に利用することができない．少なくとも表1のような記述を試みるとよい．

紅斑と紫斑

紅斑が手掌に見られたらまず梅毒(第2期)を考える．局所に知覚低下を伴う紅斑〜丘疹を見たらハンセン病を考える．網状皮斑(livedo reticularis)は下腿前面に出現することが多く，膠原病(全身性エリテマトーデスなど)や抗リン脂質抗体症候群(anti-phospholipid antibody syndrome；APS)，コレステロール結晶塞栓症(cholesterol crystal embolization；CCE)に見られることが多い．急性疾患で網状皮斑が全身に認められる場合は，循環不全(ショック)を示唆する．

紅斑と紫斑の区別が困難な時はガラス圧診法(顕微鏡用のスライドガラスを利用)で褪色するかどうかを見る．褪色しなければ紫斑を考える．ガ

表1 発疹の記述

紅斑 (erythema)	皮膚色の紅色変化で圧迫にて消褪する (隆起性で1個が直径1cm以上のもの:maculopapular erythema)
紫斑 (purpura)	皮膚色の紫色変化で，圧迫にて消褪しない．出血を示唆 (隆起性紫斑：palpable purpura)
点状出血 (petechiae)	サイズの小さい点状の紫斑
斑状出血 (ecchymosis)	サイズの大きい斑状の紫斑
白斑 (vitiligo)	脱色素斑，メラニン色素の消失
ミルクコーヒー斑 (café-au-lait spot)	淡褐色斑 (6個以上あれば神経線維腫症を疑う)
蒙古斑 (mongolian spot)	乳幼児の臀部に見られる灰青色斑
丘疹 (papule)	直径1cm未満の隆起 (表皮〜真皮病変が多い)
黄色腫 (xanthoma)	黄・オレンジ色の丘疹，脂肪を含む組織球の集積による
結節 (nodule)	直径1cm以上の隆起 (真皮〜皮下組織病変が多い)
膨疹 (wheal)	薄赤色の隆起，痒みを伴うものを蕁麻疹と呼ぶ
水疱 (vesicle)	液体を含む小隆起
嚢胞 (cyst)	深部にある液体を含む腔
びらん (erosion)	表皮の部分的欠損
潰瘍 (ulcer)	びらんよりも深く真皮以上に達する部分的欠損
苔癬化 (lichenification)	皮膚が硬く厚くなった樹皮状の外観
鱗屑 (scale)	肥厚した角質が剥離しやすくなった状態，外観が細かく小さなものを粃糠疹 (pityriasis) と呼ぶ

ラス圧診法でも区別が困難であれば両方の可能性を同時に考慮する．

　紫斑の場合は易出血性疾患の検索を要する．易出血性疾患は，特発性

血小板減少性紫斑病(idiopathic thrombocytopenic purpura;ITP),白血病などの血液疾患,敗血症(感染症)などによる播種性血管内凝固症候群(disseminated intravascular coagulation;DIC),ワルファリンの過抗凝固(over-anticoagulation)などに注意する.

敗血症が疑われる患者で隆起性紫斑(palpable purpura)を見た場合は,髄膜炎菌性菌血症(meningococcemia)や脾摘後重症感染症(overwhelming post-splenectomy infection syndrome;OPSI)を考え,ただちに紫斑内の血液のグラム染色を行う.皮膚に痛みを伴う紫斑や紅斑は強い炎症が存在していることを示唆しており,血管炎なども考慮する.

原因不明の結節・水疱・鱗屑

原因不明の結節で長期持続する場合は表2のような全身性疾患の可能性も考えて,可能であれば皮膚生検を行う.結節性紅斑(erythema nodosum)は結節状で有痛性の紅斑である.レンサ球菌感染症(streptococcal infection)やサルコイドーシスを伴うものが多いが,脂肪織炎と血管炎の区別が困難な時はやはり皮膚生検を行う.転移性固形腫瘍による臍の結節をシスターメアリージョセフ結節(Sister Mary Joseph's nodule)と呼び,腹腔内腫瘍(胃癌など)の転移を示唆する.

表2 原因不明の結節を生じる全身性疾患

- 梅 毒
- 結 核
- 真菌症
- 悪性リンパ腫
- 転移性固形腫瘍

膨疹

蕁麻疹で見られる膨疹の持続時間は一般的に短く,24時間を超えることはない.もし持続する時は血管炎(膠原病など)や多形滲出性紅斑(erythema exudativum multiforme)を考える.多形滲出性紅斑はウイルス感染症や薬疹で見られる.皮膚に線を引くように刺激すると膨疹が出現することがあり,これを皮膚描記症(dermographism)と呼ぶ.なお,発疹が出現しない痒みの原因に全身性疾患(**表3**)が隠れていることがあるので注意を要する.

原因不明の水疱・鱗屑では顕微鏡検査を行う.水疱底部にある細胞をギムザ染色で観察し,多核巨細胞(multinucleated giant cell)が認められればヘルペスウイルス感染を示唆する.また,鱗屑を採取して10%KOH法で真菌(菌糸)の有無を評価できる.

表3 発疹が出現しない痒みの原因となる全身性疾患

- 乾燥性皮膚炎(老人性皮膚瘙痒症)
- 胆汁うっ滞
- 糖尿病
- 甲状腺機能亢進症
- カルチノイド症候群
- 尿毒症
- 多発性骨髄腫(multiple myeloma ; MM)
- 真性多血症(polycythemia vera ; PV)
- 鉄欠乏性貧血(iron deficiency anemia ; IDA)
- 悪性リンパ腫(特にホジキン病)
- 内臓悪性腫瘍
- 肥満細胞症

発疹の分布

　発疹の原因を大きくわけると内因性(skin-in)と外因性(skin-out)の2つに分類される．内因性は全身性疾患や全身のアレルギー反応を，外因性は接触皮膚炎や局所の感染症などを伴うものである．一般的に内因性は左右対称でびまん性であることが多く，外因性は非対称で局所性であることが多い．

[参考文献]
・Willis GC：Dr.ウィリス ベッドサイド診断―病歴と身体診察でここまでわかる！(松村理司 監訳)，医学書院，2008.

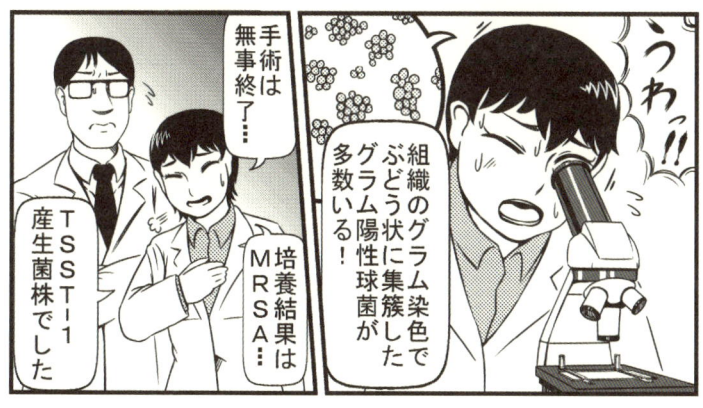

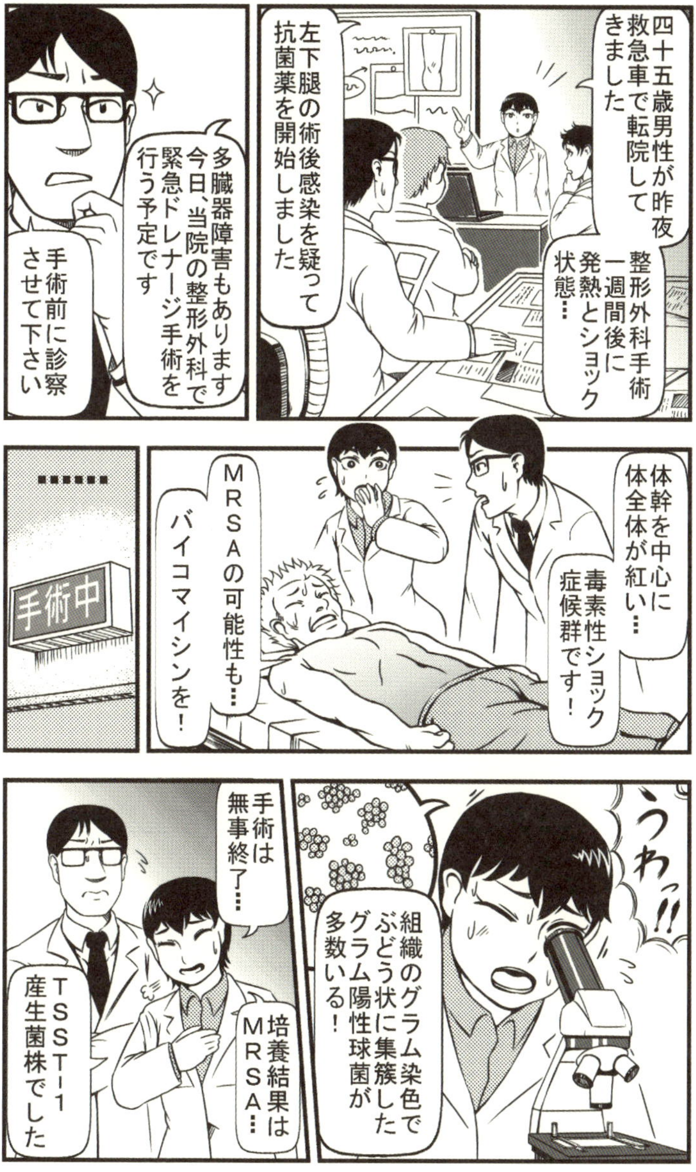

3 心音：I音(S_1)

I音(S_1)

I音(S_1)はII音(S_2)と比べて，低く，小さい音である．僧帽弁と三尖弁の閉鎖によってS_1が発生する．通常は，僧帽弁成分(M_1)が主として聴かれ，これは心尖部（M領域）で最もよく聴こえる．三尖弁成分(T_1)は胸骨下部左縁（T領域）で最もよく聴こえる[1]（図1）．

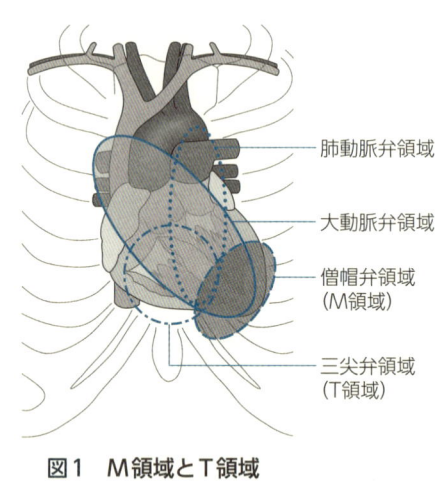

図1　M領域とT領域

M_1とT_1

正常では，僧帽弁のほうが三尖弁より先に閉鎖するためM_1はT_1より先に聴かれる（図2）[2]．

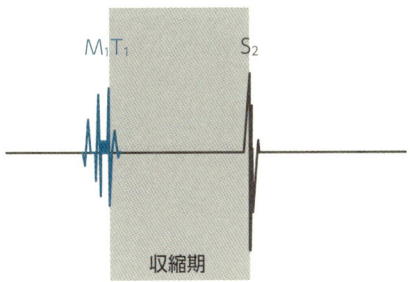

図2 M₁とT₁　　　　　　　　　（文献2より引用）

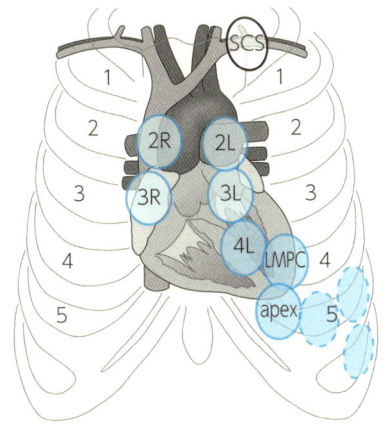

図3 M₁とT₁の聴診部位
◯：よく聴かれる部位，◯：次によく聴かれる部位，◯：時に聴かれる部位
SCS：subclavicular space，鎖骨下スペース
LMPC：left mid precordium，左中前胸部
apex：心尖部
〜R：第〜肋間胸骨右縁
〜L：第〜肋間胸骨左縁　　　　　　　　　　　　　　　　　　（文献2より改変）

　M₁とT₁を聴き分けるために勧められる聴診部位は，心尖部とその外側付近のほか，第4肋間胸骨左縁とその左側領域（左中前胸部，left mid precordium；LMPC）である（**図3**）[2]．

3 心音：I音(S₁)

S_1の分裂

S_1の分裂は健康人の80％で聴かれる．正常では，その分裂の幅は30msec未満である．一方，異常な分裂の幅は60msec以上であることが多い．S_1とS_2が両方とも大きく分裂し，その分裂が呼気でも吸気でも，そして患者を直立にしても聴かれるのは，右脚ブロックである．逆に，T_1がM_1より先に聴かれるのは表1のような場合である．

表1　T_1がM_1より先に聴かれる病態

1. 僧帽弁狭窄症
2. 左房粘液腫
3. 左脚ブロック
4. ペースメーカーによる右室ペーシング

M_1の強弱

M_1の強弱（音の大きさの変化）が見られる病態には表2のようなものがある．

僧帽弁狭窄症では，弁の前後の圧較差が大きくなり房室弁の弁尖をできるだけ長い間開いた状態に保っておこうとするため，心室が収縮して弁が急に閉じると亢進したS_1が発生する．PR間隔短縮の患者では早期の心室の収縮により，房室弁が大きく開いた状態から急に閉鎖するために，S_1の亢進が聴かれる．

急性リウマチ性心内膜炎では，弁尖が浮腫を来しているためM_1が減弱する．また，急性大動脈弁閉鎖不全症では，僧帽弁が早期に閉鎖するため，M_1が弱くなったり消えたりする．僧帽弁が早期に閉鎖する理由は，大動脈弁閉鎖不全により拡張期の左心室へ血液が早期に大量逆流するために，

表2 M_1の強弱が見られる病態

1. 増強
    ① 僧帽弁狭窄症
    ② WPW症候群
2. 減弱
    ① 急性リウマチ性心内膜炎
    ② 急性大動脈弁閉鎖不全症
    ③ 第Ⅰ度房室ブロック

WPW：Wolff–Parkinson–White

左心室が収縮する前に左心室内の圧が左心房の圧より大きくなり僧帽弁が閉鎖してしまうためである．第Ⅰ度房室ブロック（PR間隔延長）では，心室が収縮する頃に房室弁はすでにほとんど閉じた状態にまできているので，S_1は正常に比べ小さくなる．

患者のS_1とS_2がともに減弱している場合，空気，液体，厚い胸壁が聴診の邪魔をしている可能性がある．あるいは心臓の筋肉の収縮力そのものが低下している場合もある．

房室解離[atrioventricular (AV) dissociation]がある場合，リズムが一定で一拍ごとにS_1の強さが異なるいわゆる"changing S_1"が見られることがある．実際，心電図で鑑別が困難な時に，S_1の強さの変化は心室性頻拍や完全房室ブロックの診断に役立つことがある．これらの病態では，患者の心房と心室の協調の具合が様々に変わるので心拍出量が一拍ごとに変化し，そのため心音の強さが大きくなったり小さくなったりするのである．

S_1の分裂のように聴こえた時に注意すべき点は，S_1の真の分裂（$M_1 T_1$）ではなく，M_1の直後に駆出音を聴いていることがあるということである．あるいは，S_1の直前にS_4を聴いていることがある．

次に駆出音について見ていく．

駆出音（ejection sound；ESまたはA_1）

駆出音は，心室収縮の開始時に聴かれる音（M_1から40msec以内）で，心室性駆出音（ventricular ejection sound）とも呼ばれる．一般に駆出音はS_1のすぐ後に現れるので，S_1の分裂と間違われることがある．その成分は心尖部よりも心基部でよく聴かれ，なおかつその音は高く，シャープな音質（sharp quality）を持つ（**図4**）[3]．

大動脈由来の駆出音は心基部や頸動脈領域だけでなく心尖部でも聴かれることが多い．大動脈駆出音には通常呼吸性の変動はない．大動脈駆出音が聴かれる可能性があるのは**表3**のような病態である．

大動脈弁狭窄症の患者で駆出音が聴こえない場合は，弁尖の石灰化と狭窄前後での50mmHgを超える圧較差が疑われる．また，弁上・漏斗部・

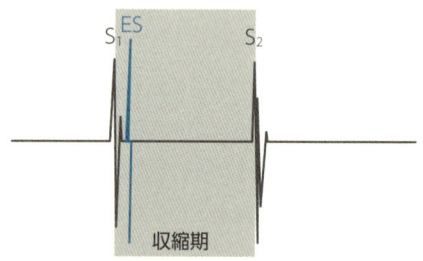

図4 S_1とES （文献3より引用）

表3 大動脈駆出音が聴かれる病態

1. 大動脈弁狭窄症
2. 大動脈弁閉鎖不全症
3. 大動脈縮窄症
4. 上行大動脈瘤
5. 大動脈二尖弁
6. 高血圧症

弁下狭窄では駆出音は聴かれることはない．高血圧症などでも，大動脈弁の硬化が起これば大動脈弁狭窄がなくても聴かれることがある．つまり，かなりコモンに聴かれてもよい音ということである．

● **文 献**

1) Bickley LS：ベイツ診察法（福井次矢，他 監訳），メディカル・サイエンス・インターナショナル，2008.
2) Blaufuss Medical Multimedia Laboratories＜http://www.blaufuss.org/arrow/S1S.html＞
3) Blaufuss Medical Multimedia Laboratories＜http://www.blaufuss.org/arrow/ES.html＞

〔参考文献〕
・Willis GC：Dr.ウィリス ベッドサイド診断―病歴と身体診察でここまでわかる！（松村理司 監訳），医学書院，2008.
・Constant J：Bedside cardiology, 5th ed, Lippincott Williams & Wilkins, 1999.

4 心音：Ⅱ音(S_2)

Ⅱ音（S_2）の発生機序

Ⅱ音（S_2）は大動脈弁と肺動脈弁の閉鎖音（A_2, P_2）からなる．A_2とP_2は同時に発生することもあるが，しばしばずれることがある（S_2の分裂）．S_2は鋭く高調な音であるので聴診器の膜面での聴診が適している．心基部付近で最もよく聴取される．通常の最強点はA_2が第二肋間胸骨右縁（R_2），P_2が第二肋間胸骨左縁（L_2）である．しかしながら，患者により，心基部では吸気時に膨張した肺が心臓の一部を覆ってしまうため，P_2がはっきり聴こえなくなることがあるので，第三肋間胸骨左縁；Erb領域（L_3）で聴いてもよい．Erb領域はまた，心尖部にも胸骨下部にも近いために，S_1とS_2（A_2およびP_2）の両方を聴く「単一の場所」として有用である．

S_2の強さ

S_2の分裂が心尖部でもはっきり聴取される場合，P_2が増強しているとする．特に，患者を立位にしても呼気吸気の両方でS_2の分裂が認められ，P_2が増強している場合は，肺高血圧がある可能性が高い．全身の高血圧症では，大音で太鼓のような音質の，タンブール音（tambour sound）と呼ばれるA_2を聴取することがある．著明な頻脈でS_1とS_2の区別が困難な時は，末梢の脈を触診しながら胸部を聴診すればよい．脈が触れるのとほぼ同時に聴かれる音はS_1である（**図1**）[1]．

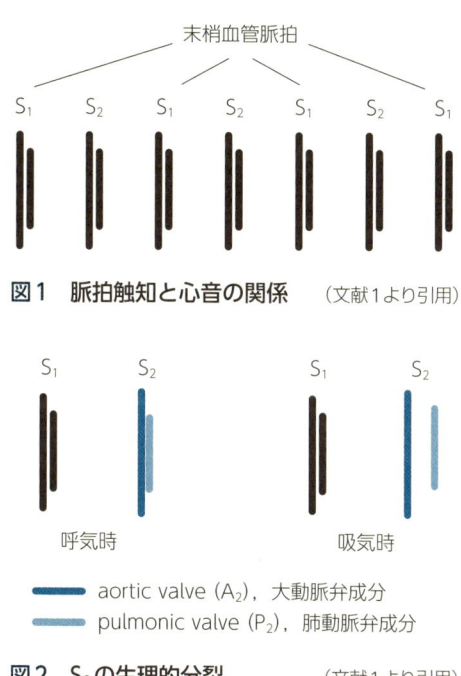

図1 脈拍触知と心音の関係 （文献1より引用）

図2 S_2の生理的分裂 （文献1より引用）

生理的分裂 (physiological splitting)

　健常人では，A_2はP_2よりわずかに先に聴かれる．左心室の収縮は右心室の収縮と比べて，より遅く始まるが，より早く終わるためである．吸気時にはこの時間差がさらに広がるためにS_2の分裂が聴かれる（**図2**）[1]．その理由は，吸気時には全身からの静脈還流量が増加し，同時に肺からの静脈還流量が減少するため，右心室の収縮時間は長くなるが，一方で左心室の収縮時間は短くなるためである．これにより，吸気時のP_2の後方移動とA_2の前方移動が起こり，P_2はより遅れて出現し，A_2はより早く出現し，吸気時のS_2の分裂を引き起こす．分裂の幅は通常40msec以下であ

る．ただし，坐位や立位では，全身からの静脈還流量が減少するために，吸気時のS$_2$の分裂幅は小さくなる．

奇異性分裂 (paradoxical splitting)

奇異性分裂とは，S$_2$が吸気時ではなく呼気時に分裂する状態である．これは左心室からの血液の駆出が遅れるような病態で出現する．左脚ブロックでよく認められるが，S$_2$の奇異性分裂を引き起こす疾患には**表1**のようなものがある．

一般に，吸気時には全身からの静脈還流量の増加のために右心室からの血液駆出は遅れる傾向にあるが，左脚ブロックでは，吸気時にA$_2$とP$_2$がともに遅れてS$_2$が単一の音として聴取されるのに対して，呼気時にはP$_2$は正常に戻りA$_2$は遅れたままなので，S$_2$は呼気時でのみ分裂する（**図3**）[1]．S$_2$の奇異性分裂は，患者を坐位・立位にすることによってはっきりと聴こえるようになる．坐位・立位では全身の静脈還流量が減少する結果，右心室の収縮時間が短縮するため，P$_2$がより早期に出現してA$_2$とP$_2$の時間間隔が広くなるためである．

表1　S$_2$の奇異性分裂を見る疾患

- 完全左脚ブロック
- ペースメーカーによる右心室ペーシング
- WPW症候群B型
- 右室起源の心室性期外収縮
- 大動脈弁狭窄症または閉塞性肥大型心筋症
- 慢性重症高血圧
- 狭心症の発作時または心筋梗塞

WPW：Wolff-Parkinson-White

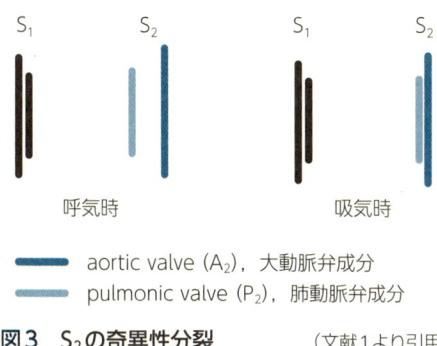

図3 S₂の奇異性分裂 （文献1より引用）

複合性分裂（combined splitting）

　右脚ブロックの患者では，S_1とS_2の両方で，異常に大きな分裂を呈することがある．呼気時と吸気時の両方でS_1とS_2がそれぞれ明らかに2個の音として聴取される（M_1，T_1およびA_2，P_2）もので，複合性分裂（combined splitting）と言う．患者に坐位・立位をとらせるとさらに確認しやすい．子どもや青年では正常でも存在するので40歳以上で聴かれる場合は異常とする．複合性分裂を来す主な疾患には**表2**のようなものがある．

表2　複合性分裂を見る疾患

- 右脚ブロック
- WPW症候群A型
- 左室起源の心室性期外収縮
- 心房中隔欠損
- 肺高血圧症
- 高度の漏斗胸
- 僧帽弁閉鎖不全症
- 重症肺動脈塞栓症
- 心筋症

WPW：Wolff-Parkinson-White

S₂の固定性分裂 (fixed splitting)

　S₂の分裂が呼吸や体位変化によってもほとんど変化しない場合，固定性分裂と言う(**図4**)[1]．原因としては，心房中隔欠損が有名であるが，呼気時でのS₂の分裂を来すような病態が同時にいくつか存在している場合などでも起こる．たとえば，左心機能低下の状態で僧帽弁閉鎖不全症がある患者で，同時に二次性肺高血圧，右心不全，右脚ブロックなどがある場合である．心房中隔欠損とこのような病態を鑑別するには患者にバルサルバ手技を行わせればよい．心房中隔欠損では，バルサルバ手技前後でも，S₂は固定したままである．

　なお，S₂の固定性分裂が疑われる場合では，単一のS₂に他の音が付加されているという病態の可能性も除外すべきである．固定性分裂と紛らわ

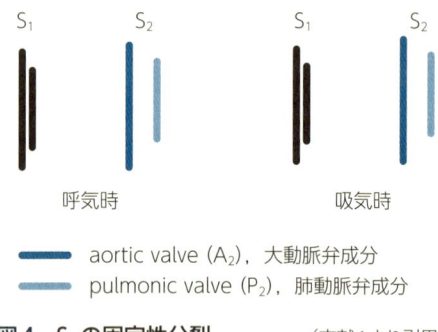

図4　S₂の固定性分裂　　　　　(文献1より引用)

表3　S₂の固定性分裂と紛らわしい音を作り出す病態

・僧帽弁の開放音 (opening snap)
　(僧帽弁狭窄症)
・Ⅲ音 (S₃)
・心膜ノック音

しい音を作り出す病態としては**表3**のようなものがある.

●文 献

1) LearnTheHeart.com ＜http://www.learntheheart.com/cardiology-review＞

〔参考文献〕

・Willis GC：Dr.ウィリス ベッドサイド診断—病歴と身体診察でここまでわかる！(松村理司 監訳), 医学書院, 2008.

・Constant J：Bedside cardiology, 5th ed, Lippincott Williams & Wilkins, 1999.

§2 フィジカル診断講座〔各論―❷心臓〕

5 心音：Ⅲ音(S_3)

Ⅲ音(S_3)の発生機序と特徴

　Ⅲ音(S_3)は拡張早期の心室急速充満により発生する音である．Ⅰ音(S_1)とⅡ音(S_2)はクリアな音であるのに対してS_3は低音で音量も小さい．S_2の大動脈弁成分(A_2)の後120～160msec程度で聴かれる．低音で音量も小さいS_3の音を「ハ」という音に置き換えてみると，S_3のリズムは「1，2，ハ．1，2，ハ．1，2，ハ．1，2，ハ．」となる(**図1**)[1]．

　S_3は低調な音であるため，聴診には聴診器のベル型のほうを用いるのがよい．診察時にはベルを患者の胸壁にできるだけ軽く当てながら，同時に空気の漏れがないよう確実に気密性を保つ．ベルを強く当てすぎると，聴診器の膜の性質と同じになってしまうので，「軽く」当てることが重要である．

　S_3は，左心室からでも右心室からでも起こる．そのため，聴診部位に関しては，左室の音を聴く時は患者を左側臥位にして心尖拍動(M領域)

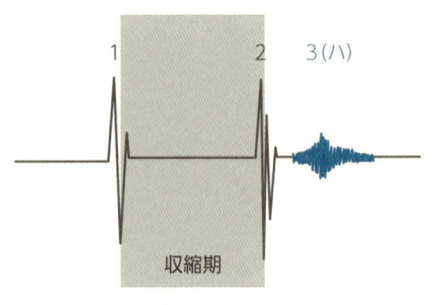

図1　S_3のリズム　　　　　（文献1より改変）

の真上で聴診を行う．右心室由来のS_3の聴診には胸骨下部左縁や心窩部で聴診する．右心室由来のS_3は吸気時に増強する．また，右室隆起や頸静脈拍動でのv波の増大〔三尖弁閉鎖不全症（tricuspid regurgitation；TR）の存在を示唆〕を伴うことが多い．

S_3を増強または減弱させる状態

　S_3は多くの簡単な操作によって変化する．患者に強く手を握り締めさせると（hand grip），交感神経系の緊張が増して末梢血管抵抗が増大するため，S_3は増強する．またしゃがんだ姿勢（squatting）でも，静脈還流量と末梢血管抵抗を同時に増大させるので，S_3は増強する．逆に患者に直立位（standing）をとらせると，全身からの静脈還流量が減るため，S_3は減弱する．このように，患者の体位を変化させたりなどして行う聴診をダイナミック聴診（dynamic auscultation）と呼ぶ．

　利尿薬の投与は，循環血液量を減少させるためS_3を減弱または消失させうる．僧帽弁狭窄症（mitral stenosis；MS）では，左心房から左心室への血液の流れが阻害され，心室への急速な血液の充満が起こらなくなるためS_3は発生しない．

S_3の病的意義

　S_3は若年健常者でも聴かれる．心疾患を示唆するほかの徴候がまったくない若年者においてS_3が認められる場合は，生理的なS_3（physiological S_3）である可能性が高い．40歳未満の若い患者でS_3が聴取された場合は，ほかに心臓の異常を示すサインがある場合にのみ，これを病的な心音とみなす．その他，妊婦，運動選手では心拍出量が増加するので，生理的な

S_3が聴かれる．

40歳以上の患者でのS_3は何らかの病的意義を持つS_3（pathological S_3）と考える．左心機能が高度に低下して交互脈を呈する患者においては，ほとんど全例でS_3が聴かれる．S_3は，基本的に心房圧の上昇と収縮不全になりかかっている心室の存在を示す（**図2**）[2]．

ただ，僧帽弁閉鎖不全や大動脈弁閉鎖不全の場合，急速充満期の血流量に加えて逆流してくる血液量が加わるため，肺静脈圧の上昇がなくても

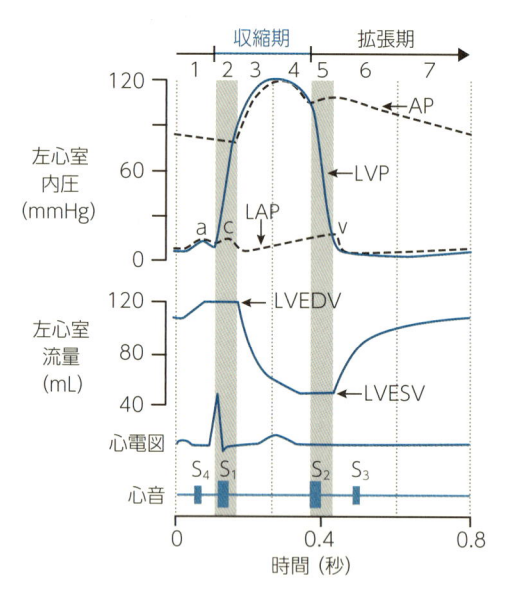

図2 左心系S_3と心室内圧・心室流量の関係

AP：aortic pressure，大動脈圧
LVP：left ventricular pressure，左心室圧
LAP：left atrial pressure，左心房圧
LVEDV：left ventricular end-diastolic volume，左室拡張末期量
LVESV：left ventricular end-systolic volume，左室収縮末期量

（文献2より引用）

S_3が発生する．また，高拍出量状態でも聴かれる．病的S_3を認める主要な疾患を，左心系と右心系に分けて**表1・2**に示す．

心室中隔欠損症や動脈管開存症による二次性の肺高血圧の患者で左心室由来のS_3が認められるようなら，その患者においては肺動脈弁を通過する血液量は増加していると考える．この場合の肺高血圧症の原因は量負荷であり，これは適切な手術により回復が期待できる．これに対して，同じ疾患で左心室由来のS_3が欠如している症例では，肺高血圧症の原因はEisenmenger症候群であり，外科手術での回復は難しいとされている．

表1 左心室由来の病的な意義を持つS_3を認める主要な疾患

- 冠動脈疾患による心室機能の異常
- 心筋症による心室機能の異常
- 高血圧性心疾患による心室機能の異常
- 大動脈弁閉鎖不全症
- 僧帽弁閉鎖不全症
- 高拍出量状態（慢性貧血・脚気・甲状腺機能亢進症など）

表2 右心室由来の病的な意義を持つS_3を認める主要な疾患

- 原発性肺高血圧症
- 二次性肺高血圧症（慢性肺疾患）
- 三尖弁閉鎖不全症
- 広範囲肺塞栓症
- 右室梗塞

●文 献

1) Blaufuss Medical Multimedia Laboratories＜http://www.blaufuss.org/arrow/S3.html＞
2) Klabunde RE：Cardiovascular Physiology Concepts＜http://www.cvphysiology.com/Heart%20Disease/HD010.htm＞

〔参考文献〕
・Willis GC：Dr.ウィリス ベッドサイド診断—病歴と身体診察でここまでわかる！(松村理司 監訳), 医学書院, 2008.
・Constant J：Bedside cardiology, 5th ed, Lippincott Williams & Wilkins, 1999.

6 心音：Ⅳ音(S_4)

Ⅳ音（S_4）の発生機序と特徴

Ⅳ音（S_4）は拡張後期の心房キックによる心室振動で発生する音である．Ⅰ音（S_1）とⅡ音（S_2）はクリアな音であるのに対しⅢ音（S_3）とS_4は低音で音量も小さい．S_4はS_1の直前（S_1の90msec程度前）で聴かれる（**図1**）[1]．低音で音量も小さいS_4の音を「ハ」という音に置き換えると，S_4のリズムは「ハ，1，2．ハ，1，2．ハ，1，2．ハ，1，2．」となる．心房細動ではS_4は聴かれない．心房細動では，心房キックが消失するからである．

S_3と同様に，S_4は低調な音であるため，聴診にはベル型の聴診器を用いるのがよい（前項参照）．

また，S_4は左心室からも右心室からも起こる．そのため，聴診部位に関しては，左室の音を聴く時は患者を左側臥位にして心尖拍動触知部位（M領域）の真上で聴診を行う．

右心室由来のS_4の聴診には胸骨下部左縁や胸骨下部右縁（右室肥大

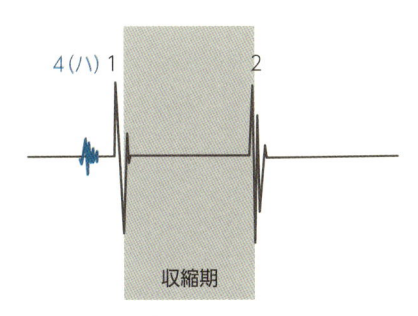

図1　S_4のリズム　　　　　（文献1より改変）

の時), または心窩部 [慢性閉塞性肺疾患 (chronic obstructive pulmonary disease；COPD) の時] で聴診する. 吸気時には静脈還流量が増大するため, 右心室由来のS_4は吸気時に増強する.

S_4の病的意義

S_4はすべて病的意義を持つ. S_4の発生は, 心室のコンプライアンスが基本的に低下していることを示す (前項図2参照).

病的S_4を認める主要な疾患を, 左心系と右心系に分けて**表1・2**に示す. 左心室由来のS_4は吸気によってもほとんど変化しないが, 右心室由来のS_4は吸気時に増強する.

まず, 左心室由来のS_4について見ると, 心筋梗塞ではほとんど全例でS_4を聴取する. 40歳未満の大動脈弁狭窄症患者でS_4が聴かれる場合は, 狭窄前後の圧較差が大きいことを意味する. 40歳以上の大動脈弁狭窄症患者では必ずしも大きな圧較差を意味しない. 乳頭筋機能不全や断裂, 弁不全などによる急性僧帽弁閉鎖不全ではS_4が聴かれるが, 慢性の僧帽弁閉鎖不全ではS_4は聴取されにくい. 第Ⅰ～Ⅲ度の房室ブロックでもS_4が聴かれる. 2：1ブロックの第Ⅱ度房室ブロックではS_4が拡張早期に聴かれるため, S_3と紛らわしい場合がある.

一方, 右心室由来のS_4はあらゆる原因による肺高血圧症で発生する.

表1　左心室由来の病的な意義を持つS_4を認める主要な疾患

・心筋梗塞 (急性および陳旧性)
・大動脈弁狭窄症
・心筋症 (拡張型および肥大型)
・急性僧帽弁閉鎖不全
・第Ⅰ～Ⅲ度の房室ブロック

表2　右心室由来の病的な意義を持つS_4を認める主要な疾患

・肺高血圧症
　原発性
　続発性：肺塞栓, 肺疾患
・肺動脈弁狭窄症

表3　S_4とS_1の鑑別点

- 触診
  - S_4は左側臥位にて触診で触れることがある (palpable S_4)
  - S_1は触知されない
- 最強点
  - S_1の分裂は胸骨下部左縁 (T領域) で最強
  - 左心室由来のS_4は心尖部 (M領域) で最強
- 音の高低
  - S_4はS_1 (M_1・T_1) に比べて低調
  - ベル型聴診器を患者の胸壁に強く押しつけるとS_4は消失する (S_1は消失しない)
- 直立位やバルサルバ手技 (静脈還流量を低下させる)
  - S_4は減弱する
  - S_1は変化しない

また，高度の肺動脈弁狭窄症でも聴かれる．しかし一般に，収縮性心膜炎や心タンポナーデではS_4は発生しない．これは拡張末期の心室内圧が高いために，S_4の発生に必要なだけの心室の拡張が得られないからである．

S_4はS_1の直前に発生するため，S_1の分裂と間違われやすい．両者の鑑別点を**表3**に示す．心房キックにより発生するS_4は，左側臥位にて心尖部において触診で触れることがあり (palpable S_4)，この場合には心尖拍動が二峰性で触れることになる．

●文　献

1) Blaufuss Medical Multimedia Laboratories＜http://www.blaufuss.org/arrow/S4.html＞

〔参考文献〕

・Willis GC：Dr.ウィリス ベッドサイド診断—病歴と身体診察でここまでわかる！(松村理司 監訳), 医学書院, 2008.

・Constant J：Bedside cardiology, 5th ed, Lippincott Williams & Wilkins, 1999.

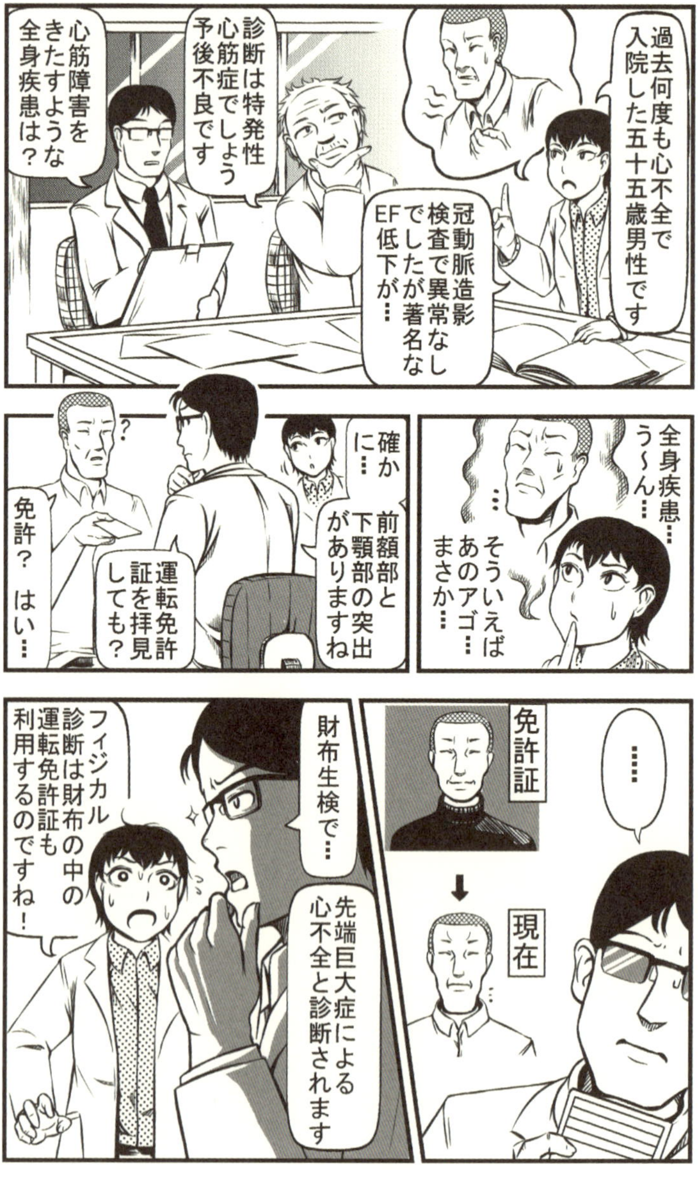

過去何度も心不全で入院した五十五歳男性です
冠動脈造影検査で異常なしでしたが著名なEF低下が…
診断は特発性心筋症でしょう予後不良です
心筋障害をきたすような全身疾患は？
全身疾患…う〜ん…
…そういえばあのアゴ…まさか…
確かに…
前額部と下顎部の突出がありますね
運転免許証を拝見しても？
？
免許？ はい…
……
免許証
現在
財布生検で…
先端巨大症による心不全と診断されます
フィジカル診断は財布の中の運転免許証も利用するのですね！

7 大動脈弁狭窄症

大動脈弁狭窄症（AS）の原因と頻度

大動脈弁狭窄症（aortic stenosis；AS）は，大動脈弁の狭窄により左心室に慢性的な圧負荷がかかった状態である．大動脈弁の退行変性によることが多く，高齢者に多く見られる．若年者では稀で，先天性二尖弁や炎症（急性リウマチ熱後）により見られることがある程度である．超高齢社会となり，AS患者が増加している[1]．

ASの自然歴

AS診療のピットフォールは，症状が出るまで無症状期が長く，症状が出現してからは一気に病勢が進み，手術治療（最近ではカテーテル療法も開発されている）を行わなければ予後が不良になるという点である（図1）[1]．内科的治療薬で，進行を遅らせる効果のエビデンスがあるものはまだない．

無症状期に発見して定期的に心エコーを実施し，高度狭窄となった時に予防的な手術療法が行われることが多い．ただし，心エコーでは圧較差などを過小評価することがある．また，約半数例で冠動脈疾患を合併するので，冠動脈造影を兼ねた心臓カテーテル検査による評価が必要になることが多い．

ASは無症状期に発見すべきである．しかしながら，未診断例も時に救急室などで見られる．狭心痛，失神，心不全で受診した患者では，その原因としてASも考慮すべきである．

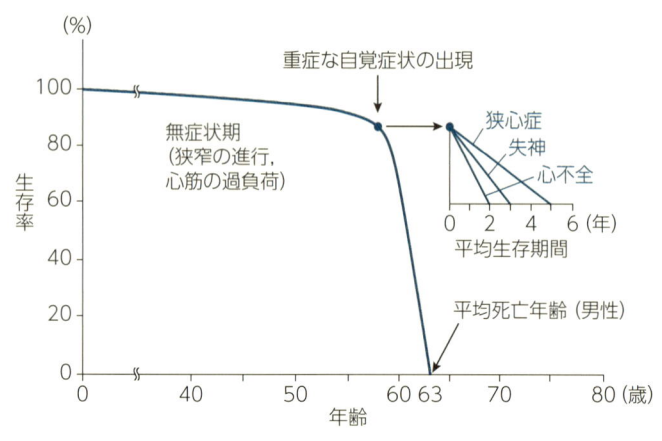

図1 ASの自然歴 （文献1より改変）

次に症例を見てみる．

症例 **88歳，男性**
【主訴】呼吸困難

現病歴：最近数年間は健診や病院受診歴はない．10日前より労作時呼吸困難，5日前より発作性夜間呼吸困難，昨夜より起坐呼吸あり，今朝救急外来受診となる．顔色が悪く冷や汗をかいていた．

既往歴：喫煙歴あり（40 pack-years）．pack-years＝1日の喫煙本数／20×喫煙年数

バイタルサイン：血圧110／90mmHg，脈拍120／分，呼吸数30／分，体温36.3℃

身体所見：マスク酸素8LでSpO_2 92％

静脈圧は上昇（胸骨角より垂直約10cm上方に拍動最高点）．

収縮期駆出性雑音Levine Ⅱ／Ⅵ度を認め，最強点は第2肋間胸骨右縁．

図2 心電図　（文献2より引用）

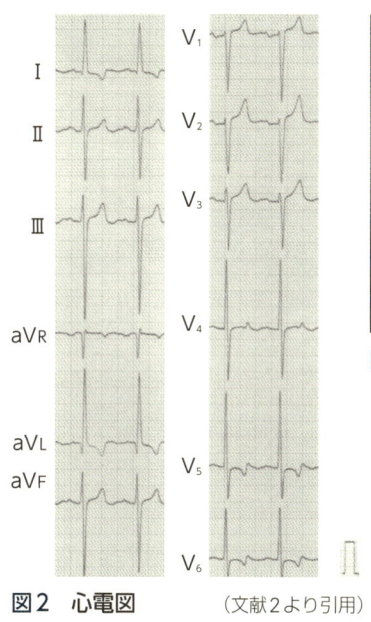

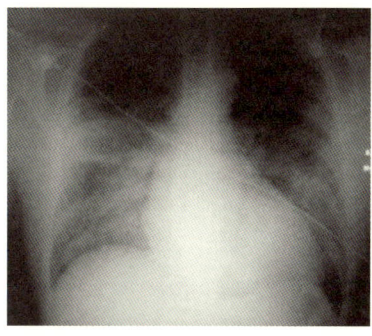

図3 胸部X線写真　（文献3より引用）

四肢に冷感と冷や汗あり．

前脛骨〜足背に圧痕性浮腫（pitting edema）あり，slow edemaであった．

検査所見：心電図で左心室肥大（left ventricular hypertrophy；LVH）strain patternあり（**図2**）[2]．

胸部X線写真で両側肺野にびまん性にうっ血所見あり（**図3**）[3]．

経　過：担当の研修医は，左心不全の診断で，ニトログリセリンの持続静注を開始した．その数分後，血圧が60／45mmHgへ急激に低下し，急性循環不全を呈した．どうして低血圧となったのか？

本例の解釈

指導医がコールされ，心臓の診察より，以下の所見を確認した．

- 血圧と脈圧が低い（収縮期血圧の25％未満）
- 頸動脈触診で「遅脈[*1]＋小脈[*2]」がある（図4）[4)]
- 収縮期駆出性雑音あり，最強点第2肋間胸骨右縁
- 収縮期駆出性雑音のシェイプはlate-peaking systolic ejection murmur（図5）[5)]
- 収縮期駆出性雑音の右鎖骨への放散あり

  [*1] 遅脈（pulsus tardus）：立ち上がりの速度が遅い脈のこと〔触診では押される感じ（push）〕

  [*2] 小脈（pulsus parvus）：ピーク（ボリューム）の小さい脈

以上より，重度大動脈弁狭窄症（severe AS）による左心不全の診断となる．心エコー検査により，大動脈弁の高度石灰化・開放制限が認めら

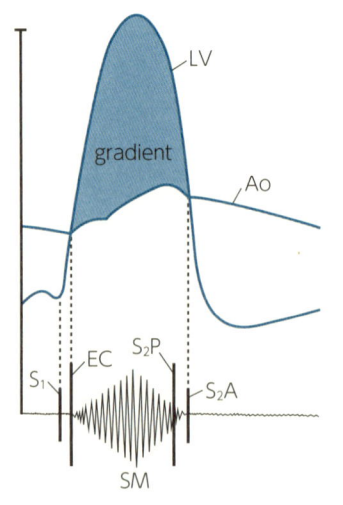

図4 遅脈＋小脈

LV：left ventricle，左心室
Ao：aorta，大動脈
S_1：first heart sound，Ⅰ音
S_2P：pulmonic component of second heart sound，Ⅱ音肺動脈成分
S_2A：aortic component of second heart sound，Ⅱ音大動脈成分
EC：ejection click，駆出性クリック
SM：systolic murmur，収縮期雑音
重要ポイント：図のAoの圧曲線は，収縮期の立ち上がりが緩やか（遅脈）で，その振幅が小さい（小脈）．

（文献4より改変）

| S₁　　　　　S₂ | S₁　　　　　S₂ | S₁　　　　　S₂ |

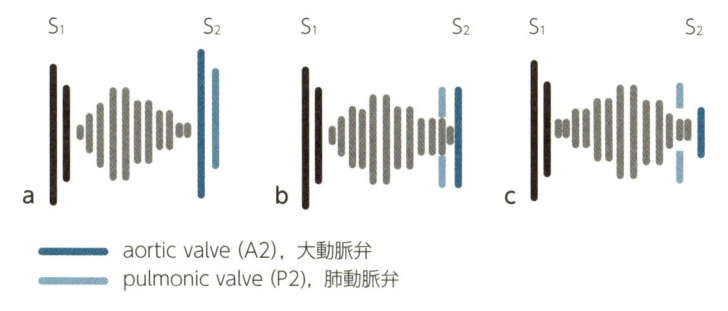

　　── aortic valve (A2)，大動脈弁
　　── pulmonic valve (P2)，肺動脈弁

図5　ASの心雑音のシェイプ
a：mild AS（軽度大動脈弁狭窄症），b：moderate AS（中等度大動脈弁狭窄症），
c：severe AS（重度大動脈弁狭窄症），late-peaking systolic ejection murmur
（文献5より改変）

れ，連続波ドップラーエコーによるA-V pressure gradientの推定では90mmHgであった．severe ASではニトログリセリンなどの血管拡張薬の投与で「ショック」になることがあり，左心不全で肺うっ血を見る場合，フロセミドなどの利尿薬の使用が安全である[6]．

診断　　「重度大動脈弁狭窄症」

他の収縮期雑音との鑑別ポイント

ASと他の疾患との鑑別ポイントは，収縮期心雑音を有する患者での身体所見ということになる．ASによる収縮期駆出性雑音と大動脈弁の硬化（多くは加齢による）により生じる駆出性雑音の鑑別が最も重要になる．

ASによる収縮期駆出性雑音は右鎖骨へ放散するが（これは感度の高い所見である），大動脈弁の硬化による駆出性雑音は鎖骨へ放散しない．僧帽弁

閉鎖不全症の逆流性雑音では，左腋窩へ放散する．三尖弁閉鎖不全症の逆流性雑音は，雑音はやや低調 (low pitch) で，第4〜5肋間胸骨左縁に最強点を有し，吸気時に増強し呼気時に減弱する (Rivero-Carvallo徴候)．

心雑音の大きさとASの重症度

心雑音の大きさ (intensity) とASの重症度は相関しない[7]．severe ASで，収縮期駆出性雑音が「小さい」ケースが見逃されやすい．前記の症例でも，心雑音の大きさはLevine分類のⅡ度程度であった (**表1**)．また，severe ASではⅡ音 (S_2) の減弱も見られる．

ピットする浮腫を来す疾患の鑑別

前記症例ではまた，浮腫も見られた．ピットする (くぼむ) 浮腫 (pitting edema) を来す疾患の鑑別には，pit recovery timeの測定が有用である．40秒以内のfast edemaであれば，低アルブミン血症 (低膠質浸透圧) による浮腫であることが多い．一方，本症例のように，pit recovery timeが40秒以上であるslow edemaで，静脈圧の上昇 (胸骨角より垂直4.5cm以上) があれば，うっ血性心不全などによる浮腫を考える．

表1 心雑音の大きさ6段階分類 (Levine分類)

Ⅰ度	非常に微かな雑音．集中しないと聴取不可
Ⅱ度	微かな雑音．ⅠとⅢ度の中間で，聴診器を当てるとすぐに聴ける
Ⅲ度	中程度の雑音
Ⅳ度	大きな雑音．振戦 (スリル) を伴う
Ⅴ度	非常に大きな雑音．聴診器を胸壁から離すと聴取不可
Ⅵ度	補聴器を胸壁に近づけるだけで聴取可能

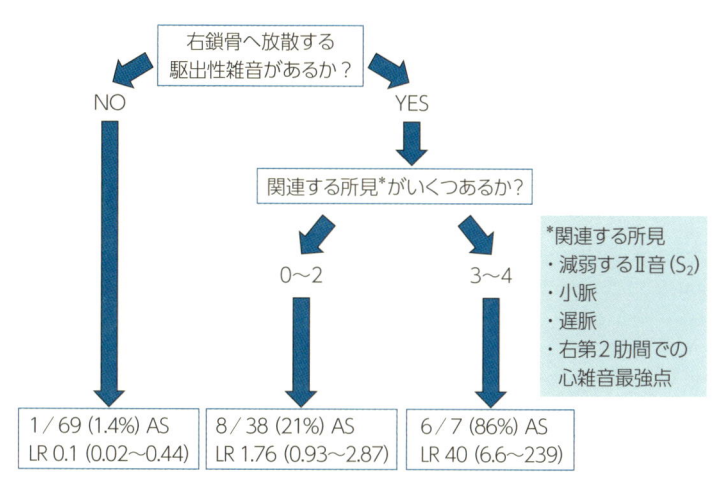

```
                右鎖骨へ放散する
                駆出性雑音があるか？
        ↓                    ↓
        NO                  YES
                             ↓
                    関連する所見*がいくつあるか？
                        ↓           ↓
                       0〜2         3〜4         *関連する所見
                                                ・減弱するⅡ音（S₂）
                                                ・小脈
                                                ・遅脈
                                                ・右第2肋間での
                                                  心雑音最強点
        ↓              ↓              ↓
1/69（1.4%）AS   8/38（21%）AS    6/7（86%）AS
LR 0.1（0.02〜0.44）LR 1.76（0.93〜2.87）LR 40（6.6〜239）
```

図6 AS診断のための臨床決断ルール

AS：aortic stenosis, LR：likelihood ratio　　　　　　　　　　（文献8より改変）

AS診断のための臨床診断アルゴリズム

AS診断のための臨床診断アルゴリズムを**図6**に示す[8]．このようなアルゴリズムスタイルは，臨床家にとって利用しやすく，覚えやすい．

◉文 献

1) Ross J Jr, et al：Circulation 38：61, 1968.
2) Tsuji A, et al：Intern Med 43：935, 2004.
3) resusme.em.extrememember.com＜http://resusme.em.extrememember.com/?tag=vasoactive-drugs＞
4) Texas Heart® Institute＜http://www.texasheart.org/Education/CME/explore/events/HSPS_aortic_stenosis.cfm＞
5) LearnTheHeart.com＜http://www.learntheheart.com/CRA3-heartmurmurs.html＞

6) Hinchman DA, et al：Cardiol Clin 17：137, 1999.
7) Constant J：Bedside cardiology, 5th ed, Lippincott Williams & Wilkins, 1999.
8) Etchells E, et al：J Gen Intern Med 13：699, 1998.

8 大動脈弁閉鎖不全症

大動脈弁閉鎖不全症（AR）の原因

大動脈弁閉鎖不全症（aortic regurgitation；AR）の原因には**表1**のようなものがある[1]．慢性のARで一番多い原因は先天性二尖弁である．急性では，大動脈解離と感染性心内膜炎，外傷によるものが多い．

危険因子としての食欲抑制薬では，欧米で市販されていたdexfenfluramineやphentermine/fenfluramineなどがARとの関連が指摘されている．また，縦隔への放射線照射，ドパミン受容体刺激薬のカベルゴ

表1 大動脈弁閉鎖不全症の原因

●大動脈弁自体の病変	●大動脈基部の異常
・先天性二尖弁・四尖弁	・加齢による大動脈拡大
・リウマチ性	・結合織異常（Marfan症候群，Ehlers-Danlos症候群，Loeys-Dietz症候群）
・感染性心内膜炎	・大動脈解離，限局解離
・加齢変性による石灰化	・巨細胞性動脈炎
・粘液腫様変化	・梅毒性大動脈炎
・心室中隔欠損症	・ベーチェット病
・バルサルバ洞瘤破裂	・潰瘍性大腸炎関連の関節炎
・外傷性	・Reiter症候群
・開窓部（fenestration）の破綻	・強直性脊椎炎
・高安病（大動脈炎症候群）	・乾癬性関節炎
・強直性脊椎炎	・再発性多発軟骨炎
・全身性エリテマトーデス	・骨形成不全症
・関節リウマチ	・高血圧症
	・ある種の食欲抑制薬

（文献1より引用）

リン(カバサール®)やペルゴリド(ペルマックス®)なども関連が指摘されている．最近では，喫煙と脂質異常症も危険因子であると言われている．

ARの症状

病歴では，慢性のものでは長期間無症状であるが，左心機能が低下すると，動悸や労作時呼吸困難が出現する．進行すると，肺うっ血による心不全症状(発作性夜間呼吸困難や起坐呼吸)が出現する．冠動脈疾患の合併例では狭心症も呈する．

ARのフィジカル

最も特徴的な所見は，第2~3肋間胸骨左縁で最強点の，拡張期逆流性雑音(拡張期灌水)である(図1)[2]．前傾姿勢で聴かれやすく，左の腋窩に放散する．A_2(II音の大動脈成分)から始まり，音量はだんだん小さくなる(decrescendo)のが特徴である．軽症・急性型では持続時間は短い．重症度と音量は相関しないが，雑音の持続時間は相関する．軽症では拡張期の初期にのみ，吹くような音が聴取される．両腕をマンシェットで圧迫すると雑音が増強する．

また，hyperdynamicとなっており，III音(S_3)が聴かれることも多い．触診では，最強拍動点(point of maximal impulse；PMI)が外側下方へ移動する．

ARの身体所見には人名を冠されたものが多くある．臨床研究でのエビデンスに裏打ちされていないものもあるが，臨床家にとっては長い間有用とされてきた所見である．先人の英知に敬意を表し，大切にしたい．次にこれらを取り上げる．

図1 ARの心雑音 （文献2より改変）

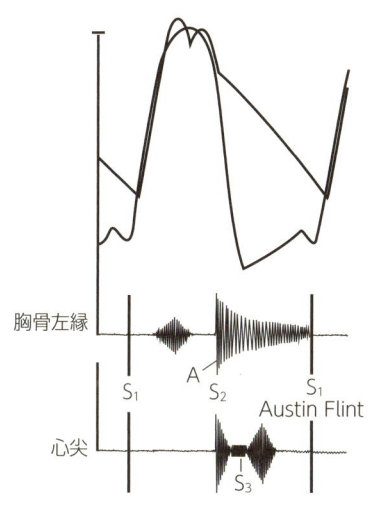

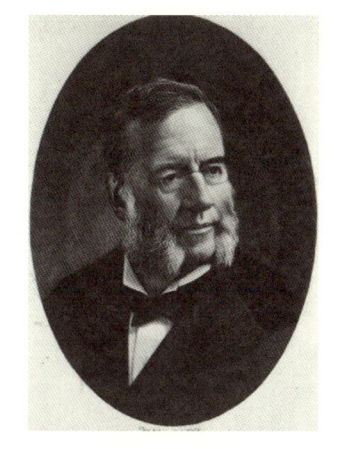

図2 Austin Flint医師 (1812-86)
（文献3より引用）

■ オースチン・フリント雑音 (Austin Flint murmur)

　オースチン・フリント雑音は心尖で聴取される，低ピッチの，粗い，拡張期ランブル雑音である．拡張期中期から末期にかけて聴かれる（**図1**）．ARの逆流ジェットが僧帽弁前尖を押すために半閉鎖状態となり，機能的僧帽弁狭窄を来す．僧帽弁狭窄症（mitral stenosis；MS）での拡張期ランブル雑音との鑑別が問題となるが，MSではⅠ音（S_1）の亢進，open snap（OS）が聴取される．また，オースチン・フリント雑音はMSと違って，収縮期前期の雑音の増強がない．

　Austin Flint医師は，米国の内科医で，バッファロー医学校を創立したメンバーの1人である（**図2**）[3]．オースチン・フリント雑音は1862年に彼によって初めて報告されたが，彼自身は人名を所見に冠することについては否定的であったという．

■ ヒル徴候 (Hill's sign, popliteal-brachial gradient)

ヒル徴候とは下肢(膝窩動脈圧)の収縮期血圧が上肢(上腕動脈圧)の血圧より20mmHg以上高いことである．メカニズムの詳細は明らかではない．ARでは収縮期に送り出される血液量が多くなり，心臓から遠い血管ほど，脈波のサイズが大きくなることが示唆されている．1909年に英国人生理学者Hill氏が初めて報告した．フィジカル診断の第一人者であるSapira医師は，この徴候は重症度判断にとても有用であると述べている[4]．

■ コリガン脈 (Corrigan's pulse)

コリガン脈は頸動脈の触診で認められる，急速に立ち上がり，かつ急速に虚脱する脈波(図3)[5]である．アイルランドのCorrigan医師が記載した時は，視診で認められるものとされていた．同義語に，Watson's water-hammer pulseまたはcollapsing pulseがある．N Engl J Med誌のサイトにビデオクリップがある[6]．

通常の脈波：左心室から送り出される血流の最速時を反映して急速に立ち上がり，急速に減速する．その減速は，続く拡張期のなめらかな波に遮られる．通常の橈骨動脈拍の波形は以下のようである．

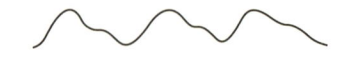

陽性反応：コリガン脈の波形は以下のようである．

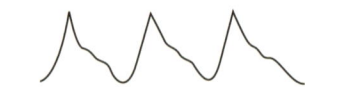

図3 コリガン脈 (Corrigan's pulse)

(文献5より改変)

■ デュロジェ徴候 (Duroziez's sign)

デュロジェ徴候は鼠径部の大腿動脈（図4）を軽く押さえるとその部位で往復雑音 (to-and-fro murmur) が聴取されることである．最初に報告した英国のDuroziez医師は，指で聴診器の中枢側と末梢側を圧迫すると聴かれると記載した（1861年）．その後には，聴診器を頭側と尾側にそれぞれ傾けて聴取してもよいと記載された．この2相性の血管雑音は，Traube重複音（pistol-shot雑音）とも言われる[7]．

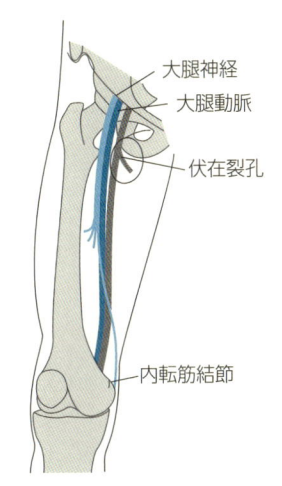

図4 鼠径部の大腿動脈

■ クインケ徴候 (Quincke's sign)

クインケ徴候は，爪床における末梢血管拍動が，軽度の圧迫により，心周期に同期してピンク色に点滅して見えることである．クインケ浮腫で有名なHeinrich Irenaeus Quincke（1842-1922）が初めて記載した．彼は，腰椎穿刺を初めて導入した功績もある．

■ ミュセー徴候 (de Musset's sign, head bobbing)

ミュセー徴候は心拍動とともに頭頸部が律動的に前後に揺れる状態である．フランスの詩人Alfred de Musset（図5）[8]が

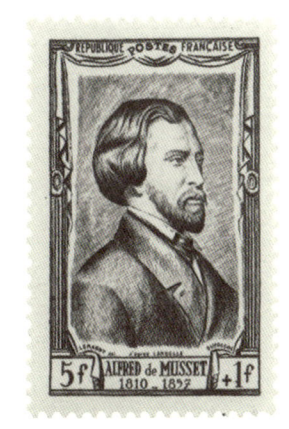

図5 Alfred de Musset (1810-57)

（文献8より改変）

ARでこの徴候を認めたことからその名がつけられた．Alfredの母と弟のPaulが，朝食の時に彼のこの徴候を見つけたという．1842年のことである．Alfredは，家族の指摘に対して，指で頸動脈を軽度圧迫し，頭部の揺れを止めてみせ，「この変な病気は，簡単でお金のかからない方法で治るのだ」と述べたという．

■ その他のARのサイン

その他のARのサインを**表2**に示した[9]．

表2 その他のARのサイン

メイン徴候 (Mayne's sign)	上肢挙上で拡張期血圧が15mmHg以上低下すること
ローゼンバッハ徴候 (Rosenbach's sign)	触診で肝臓の拍動 (pulsatile liver) を触れること
ゲルハルト徴候 (Gerhard's sign)	触診で脾臓の拍動 (pulsatile spleen) を触れること
ミュラー徴候 (Muller's sign)	口蓋垂の拍動 (pulsatile uvula)
ベッカー徴候 (Becker's sign)	網膜動脈拍動の増強 (accentuated retinal artery pulsations)
ライトハウス徴候 (Lighthouse sign)	前額部の点滅する発赤
ランドルフィー徴候 (Landolfi's sign)	瞳孔の縮瞳と散瞳の変動
リンカーン徴候 (Lincoln's sign)	膝窩の拍動 (pulsatile popliteal)
シャーマン徴候 (Sherman's sign)	足背動脈の拍動増強
アシュラフィアン徴候 (Ashrafian's sign)	拍動性の偽性眼瞼下垂 (pulsatile pseudo-proptosis)

(文献9より改変)

●文 献

1) 2011年度合同研究班報告 (班長：大北　裕)：弁膜疾患の非薬物治療に関するガイドライン (2012年改訂版)，日本循環器学会, 2012. ＜http://www.j-circ.or.jp/guideline/pdf/JCS2012_ookita_h.pdf (2014年7月閲覧) ＞
2) Texas Heart® Institute ＜http://www.texasheartinstitute.org/Education/CME/explore/events/HSPS_aortic_regurg.cfm＞
3) MEDICAL ANTIQUES ONLINE ＜http://www.antiquemed.com/percusimg/flint.jpg＞
4) Sapira JD：South Med J 74：459, 1981.
5) Greenberger NJ, et al：History taking and physical examination, Essentials and clinical correlates, Mosby-Yearbook, 1993, p168.
6) Calderón CV, et al：N Engl J Med ＜http://www.nejm.org/doi/full/10.1056/NEJMicm041024＞
7) Babu AN, et al：Ann Intern Med 138：736, 2003.
8) Heart ＜http://heart.bmj.com/content/82/3/262.full＞
9) Choudhry NK, et al：JAMA 281：2231, 1999.

9 僧房弁閉鎖不全症

左前胸部拍動の触診

　左前胸部拍動は，通常は左心室拍動（心尖拍動）である．僧房弁閉鎖不全症（mitral regurgitation；MR）の聴診部位で最も重要な僧帽弁領域は，心尖拍動が触れる領域なので，この前胸部拍動についてまず診ていく．左前胸部拍動の触診で，心拡大の有無，そして心筋の収縮能力についての情報を得ることができる．触診で振戦が触知できる心雑音は，Levine分類のⅣ度以上である．

　ピットフォールの重要な点として，前胸部拍動は病態により右心室拍動であることがある．一般に，左心室の触診には人差し指と中指の指先を使い，右心室の触診には掌底部を使う．また，前胸部の拍動は診察時の患者の体位によって変化する．一般に，小児や若年者では坐位でも臥位でも前胸壁上の拍動を確認できる，しかし，40歳以上では臥位で胸部の心尖拍動を触れることはほとんどない．坐位でも触知できる確率は約20％である．

　患者に左側臥位で寝てもらうと心尖部の触診はしやすくなる．ただし心尖拍動の位置が左側側方に移動するため，この時に誤って心臓肥大と診断してしまう可能性が出てくる．そのために心尖拍動の偏位を調べる時には，患者にまっすぐな姿勢で坐位か臥位をとってもらうようにする（図1）．

　心拡大を疑うのは，患者が坐位ないし半坐位姿勢でいる時に，心尖拍動が正中線から10cm以上外側で認められる場合である（図2）[1]．

　呼吸のペースによって拍動する肋間が移動することがあっても，同時に

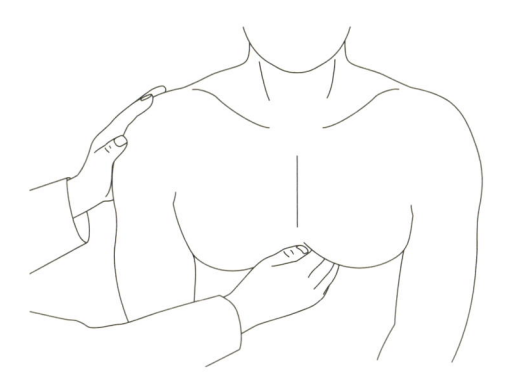

図1 心尖拍動の触知

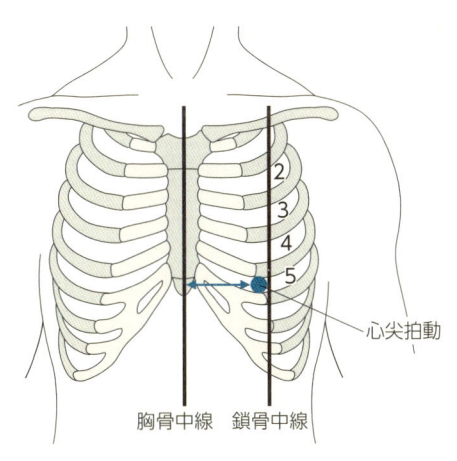

図2 心尖拍動の位置 （文献1より改変）

胸骨中線　鎖骨中線

心尖拍動

2つ以上の肋間で心尖拍動が見られる，またはその拍動範囲が直径1.5横指の円内に収まっていない場合，左心室拡大があると考える．

また，心臓が高拍出状態にある場合，胸壁上にしっかりと保持された検者の指先が心尖拍動によって数mm挙上される．さらに高度の高拍出量状態になると患者の心臓の拍動が非常に強くなる（**図3**）[1]．

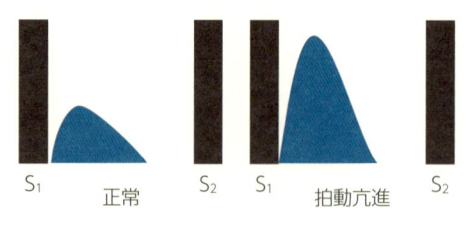

図3　心尖拍動の活動亢進（貧血や甲状腺機能亢進，敗血症など）

$S_{1\sim2}$：I～II音　　　　　　　　　　　　（文献1より改変）

　僧房弁狭窄では，左房の高度な拡大があるために左心室が前方に押し出され，時にこれが左室拡大と間違われることがあるので注意が必要である．

心尖拍動の内側部陥凹

　左心室の拍動は検者の指先が押されるような感じで触知される．また，同時にその内側部に陥凹が認められる．この内側部陥凹は，前胸部の心尖拍動の診察時に胸壁の突出運動が認められる場所のすぐ内側で外側部の突出と同時に凹むような動きである．この内側部陥凹運動は収縮期の心臓の反時計回りの回転が原因である．つまり回転運動によって収縮期に左心室が前方へ出てくると，その時左心室のすぐ正中側にある心筋構造は奥へ引っ込むのである．この内側部陥凹を伴う突出は左心室拍動に特有のものであり，内側部陥凹があればその拍動は左心室の拍動によると言える．患者の胸壁上で左心室の拍動を確認した時（図4），右室のみに圧負荷や容量負荷をかけるような疾患は否定的となる．

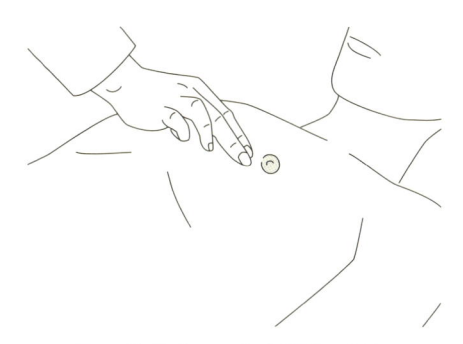

図4 胸壁上での心尖拍動の触知

左心室拍動の遷延化

 左心室拍動の遷延化とは，患者の左心室拍動による胸壁上での拍動触知が時間的に長く持続することを指す．これは圧負荷による左心室の拡大を示唆する所見である（ただし，患者が左側臥位をとった場合には見かけ上の遷延化が出現することがあるので，この診察の時にはベッドを約45度の角度まで挙上することを忘れてはならない）．患者の心尖拍動がⅡ音（S_2）の後まで持続するようなら，拍動の遷延化があると判定する．左心室拍動の遷延化は大動脈弁狭窄症や高血圧症で認められる．

Ⅳ音の触知

 心房キックとも呼ばれるⅣ音（S_4）を触知することがある．これは左心室拍動の直前にその拍動と同じ場所で触知される．大動脈弁狭窄症の場合，圧較差が75mmHgを超えるとⅣ音が触知される．

全(汎)収縮期雑音

全(汎)収縮期雑音は心臓の部屋の間の圧較差によって発生し、その圧較差は時に半月弁閉鎖の後も持続することがあるので、Ⅱ音の後も続くことがある.

この圧較差を作り出す原因としては、僧房弁閉鎖不全(図5)[2]、三尖弁閉鎖不全などが挙げられる.

一般に全(汎)収縮期雑音には、対応する半月弁の閉鎖音をわかりにくくする性質がある。たとえば、僧房弁閉鎖不全による逆流性雑音はⅡ音の大動脈弁成分(A_2)を聴こえにくくし、また三尖弁閉鎖不全による逆流性雑音はⅡ音の肺動脈弁成分(P_2)を聴こえにくくする。僧房弁由来の全(汎)収縮期雑音は広い範囲に放散する。時に、大動脈の収縮期駆出性雑音と鑑別が困難となる。患者のA_2が心基部でよく聴こえるが、心尖部で聴こえにくいという場合は、僧房弁由来の全(汎)収縮期雑音である.

全(汎)収縮期雑音は圧勾配性の雑音で、主に高周波領域の音で構成され、風が吹くような(blowing)音質であり、聴診器の膜型の面で聴くことが勧められる。期外収縮の後や心房細動による心周期の長さの変化によってもこの雑音の強さ

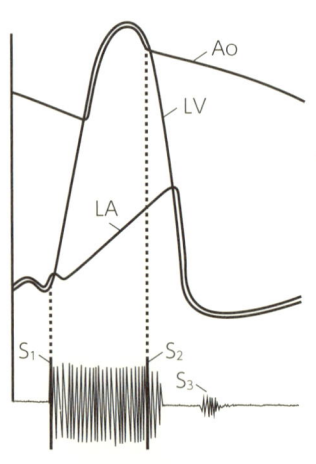

図5 僧房弁閉鎖不全の圧曲線
$S_{1\sim3}$:Ⅰ～Ⅲ音
Ao:aorta, 大動脈
LV:left ventricle, 左心室
LA:left atrium, 左心房

(文献2より引用)

は変化しない点も，収縮期駆出性雑音と異なる．

　三尖弁閉鎖不全症での心雑音はソフトであり，見逃されやすい．重症な肺高血圧症によって二次的に発生することが多い．また，頸静脈拍動でのCV波と肝臓の拍動が特徴的である．三尖弁閉鎖不全症による全（汎）収縮期雑音は剣状突起周辺や胸骨下部左縁で聴取される．吸気時や肝頸静脈逆流操作によって増強する．

漸減型の収縮期雑音

　心室中隔欠損，僧房弁閉鎖不全，三尖弁閉鎖不全に伴う圧較差が収縮期の終わりにまで解消された場合，その患者の心雑音はⅠ音から始まってしだいに減衰し，収縮中期までに消失する漸減型の収縮期雑音となる．

　「急性」僧房弁閉鎖不全でも収縮早期の漸減型雑音を聴くことがある．一般的に急性僧房弁閉鎖不全の患者では左房が拡張していないために，収縮中期に左房内圧が急激に上昇して房室間の圧較差をA_2の出現以前に解消できると考えられる．心内膜炎などによる弁の破壊が急速に進んだ場合にこのような聴診所見となる．

　僧房弁逸脱症では収縮後期に逆流が発生する．これは収縮早期には十分機能を果たしていた僧房弁の弁尖が収縮後期に左室充満度の低下に伴って，その型状が失われ左房内に落ち込み，その結果左室から左房への血液の逆流が生じるためである．収縮中期〜後期のクリック音とそれに続く収縮後期雑音を引き起こす．この雑音は時にガンの鳴き声，またフクロウやツルのホーホー（whoop）という鳴き声のような音になる．僧房弁逸脱症の原因としては弁尖の増殖性変形以外に乳頭筋機能不全や腱索断裂などがある（図6）[3]．

図6 収縮期雑音 （文献3より改変）

駆出性雑音と逆流性雑音の鑑別

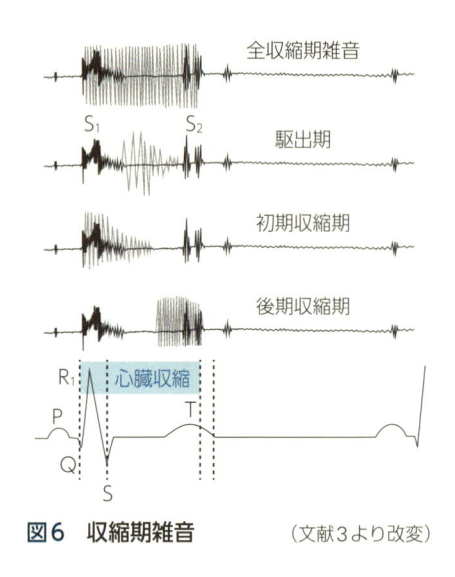

駆出性雑音と逆流性雑音の鑑別には下記の5つのポイントがある．

①駆出性雑音の患者ではⅡ音の識別に苦労することはないが，逆流性雑音の患者ではしばしばⅡ音が聴き取りにくくなる．例外として，大動脈弁狭窄では駆出性雑音を呈するにもかかわらず，時にⅡ音が聴き取りにくくなる．

②駆出性雑音と逆流性雑音はともに広範囲に放散し，しばしば心基部と心尖部で同じ程度の強さで聴取されるが，両者の放散する部位は若干の違いがある．駆出性雑音は患者の頸に放散するのに対して，逆流性雑音は頸に放散することは少ない，また駆出性雑音は腋窩への放散はないが，僧帽弁閉鎖不全症のような逆流性雑音では腋窩への放散が認められる．

③患者が期外収縮や心房細動を呈する場合，逆流性雑音は長い拡張期

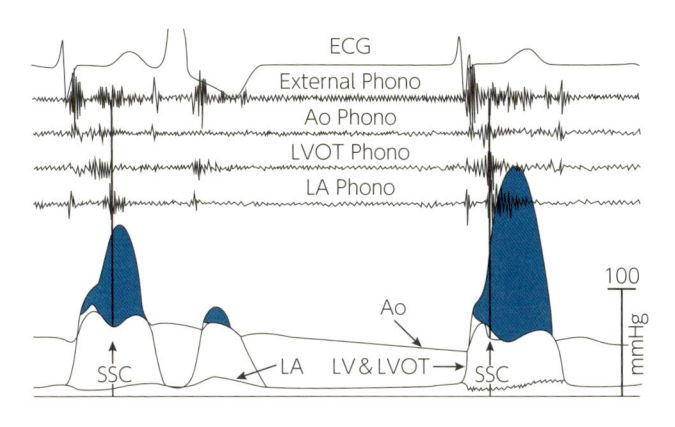

図7 期外収縮後の駆出性雑音の増強メカニズム

Ao：aorta, aortic, 大動脈
LA：left atrium, 左心房
LV：left ventricular, left ventricle, 左心室
LVOT：left ventricular outflow tract, 左室流出路
SSC：SAM (systolic anterior motion of the mitral valve) septal contact, 僧帽弁前尖の収縮期前方移動 　　　　　　　　（文献4より引用）

の後でもその強さがほとんど変化しないが，駆出性雑音は延長した拡張期の後の収縮でその強度が増強する (post-extrasystolic potentiation, 図7)[4].

④全収縮期逆流性雑音は一定の周波数が保持される音であり，聴きようによっては持続性の雑音が心サイクルに同期して，ところどころ中断しているというような感じで聴かれる.

⑤患者に手を強く握り締めさせると，左心系由来の駆出性雑音はその強度が低下する．これは交感神経系の緊張と末梢抵抗の増大による．別の方法としては，患者に手を握らせる代わりに，患者の両腕に血圧計のカフを巻き付けてそれを同時に膨らませ，一時的に動脈閉塞の状態を作ってやるとよい．水銀柱が患者の収縮期血圧より20～40mmHg程度上になる

ように2つのカフを同時に膨らませることにより，後負荷の増大が得られる．

●**文 献**

1) Swartz MH：Textbook of physical diagnosis― History and examination, Saunders, Philadelphia, 2010.
2) Texas Heart® Institute Mitral Regurgitation＜http://www.texasheartinstitute.org/Education/CME/explore/events/HSPS07_mitral_regurg.cfm＞
3) Pelech AN：Pediatr Clin North Am 46：167, 1999.
4) Murgo JP：J Am Coll Cardiol 32：1596, 1998.

〔参考文献〕
・Willis GC：Dr.ウィリス ベッドサイド診断―病歴と身体診察でここまでわかる！(松村理司 監訳)，医学書院，2008.

§2 フィジカル診断講座〔各論—❷心臓〕

10 僧帽弁狭窄症

MSの疫学

　僧帽弁の開放制限である僧帽弁狭窄症(mitral stenosis；MS)の原因のほとんどは，小児期における急性リウマチ熱(リウマチ性心炎)の罹患である．最近のわが国では急性リウマチ熱が激減したため，MSの患者も少なくなった．しかし，アフリカ諸国などでは未だ急性リウマチ熱が多く見られており，MSで苦しむ患者が多い．この意味で，MS患者の診察スキルを習得することは，global medicineでの活躍を目指す医師にとっては必須である．

MSの病態

　MSの病態は，僧帽弁の開放制限による，拡張期における左心房から左心室への流入障害である．これにより，図1[1]のように左心房圧が上昇する(正常〜10mmHg前後)．左心房からの血液流入量が減少していくと，Frank-Starlingの機序により，左心室からの拍出量も低下し，図1[1]のように収縮期血圧も低下する．この時，交感神経の緊張により末梢血管の収縮が見られ，拡張期血圧は比較的維持されることが多い．
　MSの血行動態では図2[1]の拡張期左心室-左心房圧較差が重要である．狭窄の程度が重症になるにつれて圧較差が増大し，図の色塗りの部分が大きくなり，左心房圧が上昇する．左心房圧上昇は肺毛細血管内圧を増加させ，呼吸困難，咳，血痰，喀血などの肺うっ血症状を来す．慢性

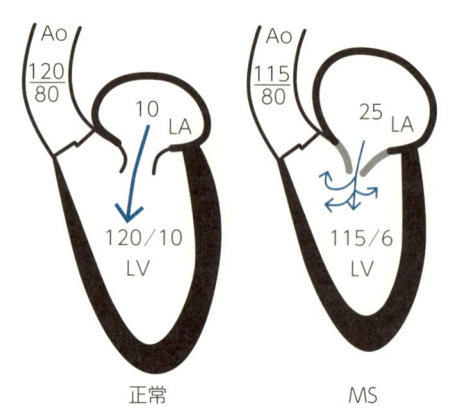

図1 MSの病態

Ao：aorta，大動脈
LA：left atrium，左心房
LV：left ventricle，左心室　　　　（文献1より引用）

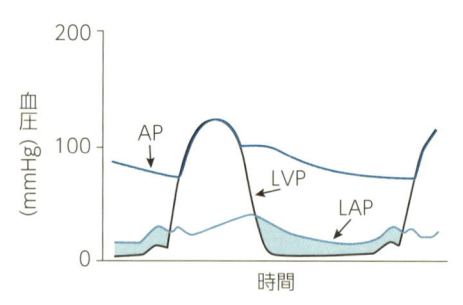

図2 MSの血行動態

AP：aortic pressure，大動脈圧
LVP：left ventricular pressure，左心室圧
LAP：left atrial pressure，左心房圧

（文献1より引用）

の肺うっ血により，肺の病理組織学では，ヘモジデリンを含むマクロファージである，心不全細胞（heart failure cell）〔ヘモジデリン貪食細胞（siderophage）〕が認められる．

圧・容量ループ曲線でMSの病態を分析することにより，MSで心駆出量が減少することが理解できる（図3）．すなわち，僧帽弁の開放制限により拡張末期量が減少する．ここで，Frank-Starlingの機序により左室駆出量も動脈圧（後負荷）も減少し，収縮末期量が減少する．しかし，この減少は拡張末期量減少ほどではないので，結果として左室駆出量は減少する．

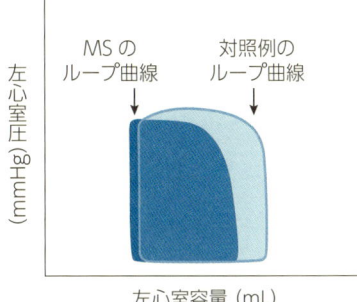

図3　MSの圧・容量ループ曲線

MSの聴診所見

MSで聴かれる特徴的な所見は以下の5つである．

①大きなⅠ音（S_1）：loud S_1
②大きなⅡ音（S_2）：loud P_2
③開放音：opening snap（OS）
④拡張期ランブル雑音：diastolic rumbling murmur
⑤拡張早期雑音：Graham Steel murmur

まず，心尖部（心尖拍動の触れる部位）では強勢なⅠ音（S_1）を聴取する．胸骨左縁下部から心尖部にかけてⅡ音（S_2）の後に開放音（OS）を聴くが，僧帽弁の石灰化が強く，硬くなった場合，OSは減弱ないしは消失する．

上記の5所見のうち拡張期ランブル雑音のみが常に聴かれる．これは低音で，雷がゴロゴロ鳴るような音（rumbling）であり，英語の"r"という音をささやくような声で口真似すると聴診の練習になる．患者を左側臥位

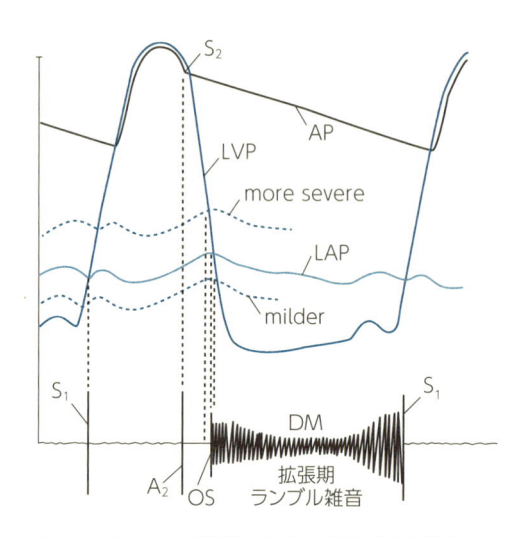

図4 MSの血行動態と心音・心雑音の関係
OS：opening snap，僧帽弁開放音
DM：diastolic murmur，拡張期雑音

(文献2より改変)

にして心尖部にベルを優しく当てて聴くとよく聴かれるが，重症のMSでは減弱する．高度の肺高血圧が出てくると肺動脈弁閉鎖不全のために高調な拡張早期雑音(Graham Steel murmur)がP_2に続いて聴かれるようになる(PまたはT領域).

MSの重症度とS_2-OS時間

図4[2)]のように，MSの重症度が増すと，左心房圧が上昇するため，より早期に僧帽弁が開放することになり，S_2-OS時間は短くなる．

僧帽弁顔貌

　重症のMSでは僧帽弁顔貌(mitral face)を認めることがある．両頬がバラ色で口唇にチアノーゼを見る．また，Sapiraによると，MS患者の髪型にはオールバックが多いという(personal communication)．

●文 献

1) Klabunde RE：Cardiovascular Physiology Concepts＜http://www.cvphysiology.com/Heart%20Disease/HD004.htm＞
2) Texas Heart® Institute＜http://www.texasheartinstitute.org/Education/CME/explore/events/HSPS09_mitral_stenosis.cfm＞

〔参考文献〕
・Willis GC：Dr.ウィリス ベッドサイド診断―病歴と身体診察でここまでわかる！(松村理司 監訳)，医学書院，2008．
・Constant J：Bedside cardiology, 5th ed, Lippincott Williams & Wilkins, 1999.

11 呼吸器系診察の基本と正常呼吸音

§2 フィジカル診断講座〔各論―❸呼吸〕

呼吸器系の診察は視診，触診，打診，聴診の順で行う．

視　診

　視診では，呼吸状態を観察し，努力様呼吸をしていないかどうかを診る．努力様呼吸とは，呼吸補助筋を動員して上半身全体で呼吸をするような呼吸状態で，急性の病態であることを示唆する．

　視診の際には，呼吸数のカウントに加え，呼吸の深さも診る．浅くて速い呼吸は急性肺炎に特徴的なものであり，深くて速い呼吸は代謝性アシドーシス（クスマウル大呼吸）や急性肺水腫（心原性または非心原性）を示唆する．

　顔面の視診では口唇の皮膚や粘膜のチアノーゼの有無を診る．チアノーゼは毛細血管中の血液の還元ヘモグロビン量が5g/dL以上で出現する．

　口すぼめ呼吸（図1）があれば，慢性閉塞性肺疾患（chronic obstructive pulmonary disease；COPD）を示唆する．呼気時には胸腔内圧が高くなるが，COPD患者ではこの時に気管支が押しつぶされて気道狭窄が起こるため，呼気時に口をすぼめて気管支内の圧力を高めて気管支の虚脱を防いでいるからで

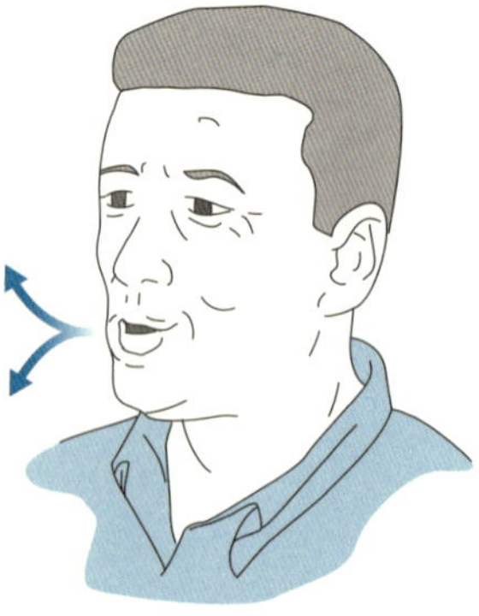

図1　口すぼめ呼吸

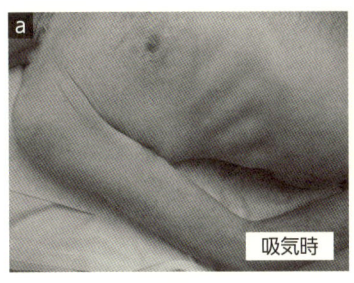

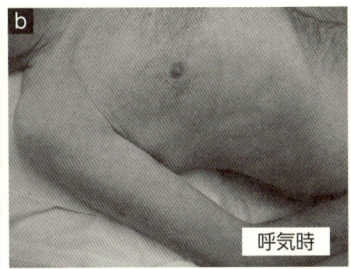

図2 Hoover徴候 (文献1より引用)

ある．COPDでは自然にこの呼吸を行っている患者も多い．

　胸郭の形状の観察も重要である．ビア樽状（前後径の拡大）があればCOPDを示唆する．高度の側弯や亀背，病的肥満，胸郭変形は換気障害の原因となる．吸気時の肋間組織の内部陥没（Hoover徴候，**図2**[1]）はCOPDだけでなく，閉塞性肺疾患全般に起こりうる．吸気時に腹部の内部陥没（奇異性呼吸）があれば，その急性増悪を示唆する．

触　診

　触診では，COPD疑いのある患者の頸部で，呼吸補助筋（胸鎖乳突筋など）の発達や気管短縮（胸骨上縁より輪状軟骨までが2横指以下）を診る．気管の位置が胸骨正中線に一致しているかは，指を気管に沿って下方へすべらせて胸骨正中にあるかを見ればよい．胸水，気胸，収縮性肺病変（肺結核後遺症）などで気管変位が見られる．

　両手の掌側を患者の左右の胸壁の背部から肋間スペースに当てて，患者に深呼吸させることにより，胸郭の呼吸運動の微妙な左右差を見ることができる．

　肋間スペースに掌底を当てて，患者に母音を発声させると，触覚振盪音

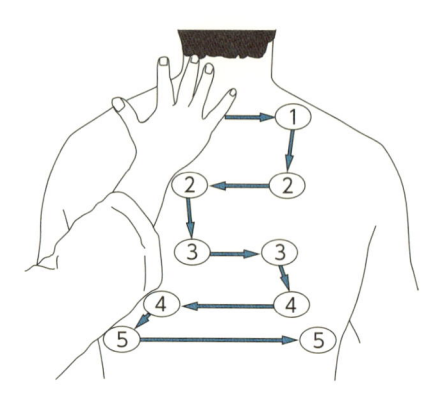

図3 触覚振盪音の触診

(tactile fremitus)を触診できる(**図3**).患者に発声させる言葉は,母音が含まれていればどのような言葉でもよく,「ひとーつ」「おーい」などでよい.ドイツでは「neunundneunzig」(数字の99)という言葉をこの手技に使用していたため,米国でこの手技が導入された時にそのまま英語に直訳されてしまい「ninety nine」が使用されるようになった.もちろん,日本語で「九十九」と発声させる必要はない.胸水や気胸があると振盪音は減弱または消失する.

打 診

肺の正常な打診音は共鳴音(resonance)である.左右同じポイントで打診を行って比較する(**図4**).

胸水があれば濁音(dullness)となり,気胸や巨大囊胞では鼓音(tympany)となる.COPDで肺気腫が進行した患者では過共鳴音(hyper-resonance)となる.臥位の患者の背部の打診では,片手の第二指と第三指のスナップを利かせて打つことが基本である.

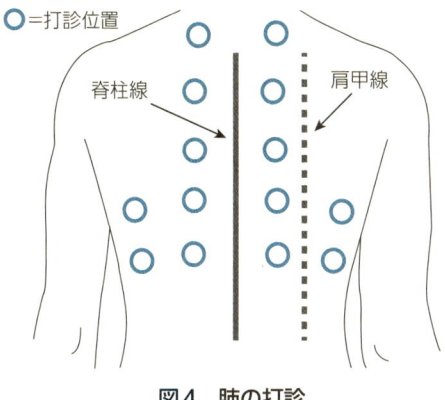

図4 肺の打診

聴 診

　胸壁表面で聴かれる呼吸音は，喉頭から気管・気管支肺胞系の呼吸運動によって起こる振動音である．

　正常呼吸音（normal breath sound）は，気管呼吸音，気管支呼吸音，気管支肺胞呼吸音，肺胞呼吸音にわかれる．

　上気道から気管付近で聴かれる気管呼吸音（tracheal breath sound）は，吸気より呼気がよく聴こえる．肺の末梢で聴かれる肺胞呼吸音（alveolar breath sound）は胸郭上部の右鎖骨下で大きく，気管呼吸音とは逆に，吸気のほうが呼気よりよく聴かれる．

　肺胞呼吸音の音源は実際には区域気管支付近が主体であり，肺胞そのものから発生する音ではない．肺の末梢で気管呼吸音が聴かれる場合には気管支拡張症を疑う．

●文 献
1) Johnston CR, et al：Clin Mol Allergy, 6：8, 2008.

〔参考文献〕
・Willis GC：Dr.ウィリス ベッドサイド診断―病歴と身体診察でここまでわかる！(松村理司 監訳), 医学書院, 2008.
・Sapira JD：The art and science of bedside diagnosis, Williams & Wilkins, 1990.

12 呼吸副雑音(1)―断続性副雑音

呼吸副雑音

健常者では聴かれない呼吸音を副雑音(adventitious sound)という．副雑音は肺性副雑音と非肺性副雑音にわかれる．

肺性副雑音は，音が連続性であるか否かによって，連続性(continuous)副雑音と断続性(discontinuous)副雑音とにわけられる．一方，非肺性副雑音には胸膜摩擦音とハンマン徴候(Hamman's crunch)がある(**表1**)．

表1 呼吸副雑音の分類

1. 肺性副雑音：肺や気管支などの呼吸器内から出る異常音
    ① 連続性副雑音(wheezes, rhonchi, stridorなど)
    ② 断続性副雑音(cracklesなど)
2. 非肺性副雑音：胸膜などの呼吸器外から出る異常音
    ① 胸膜摩擦音(胸膜炎や肺炎随伴性胸水などで聴かれる摩擦音)
    ② ハンマン徴候(縦隔気腫などで聴かれる摩擦音)

クラックル

断続性副雑音(湿性ラ音)は，クラックル(crackles)と呼ばれる副雑音が代表的である．cracklesの語源がもともと「プチプチ」という意味であるように，音もプチプチと聴こえる．

クラックルを米国式に分類すると，音質による違いから"fine"(細かい)と"coarse"(粗い)にわけられる．

(1) 吸気早期クラックル：early inspiratory crackles

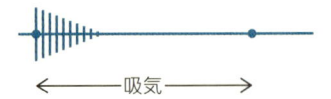

←──吸気──→

(2) 吸気早中期クラックル：early-to-mid inspiratory crackles

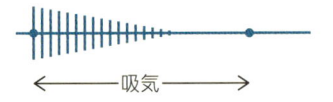

←──吸気──→

(3) 吸気終末クラックル：late inspiratory crackles

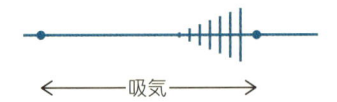

←──吸気──→

(4) 吸気全汎性クラックル：holo (pan)-inspiratory crackles

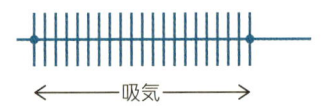

←──吸気──→

図1　呼気の時相により分類される各クラックルの副雑音のシェイプ

　fine cracklesは高調で小さいソフトなクラックルで，間質性肺疾患に特徴的である．coarse cracklesは低調で大きいクラックルで，心不全などの肺水腫に特徴的である．

　英国式では，クラックルが聴かれる吸気の時相 (phase) によって早期 (early)，早中期 (early-to-mid)，終末 (late)，全汎性 [holo (pan)] の4種類に分類される (**図1**)．この分類で副雑音を評価することが，病態を推定するのに役立つ (**表2**)．

表2　吸気の時相によるクラックル分類と代表的な病態

1. 吸気早期クラックル：early inspiratory crackles
    ➡慢性気管支炎
2. 吸気早中期クラックル：early-to-mid inspiratory crackles
    ➡気管支拡張症
3. 吸気終末クラックル：late inspiratory crackles
    ➡間質性肺疾患，早期心不全，非定型肺炎など
4. 吸気全汎性クラックル：holo (pan)-inspiratory crackles
    ➡左心不全，非心原性肺水腫，細菌性肺炎など

呼気時のクラックルの発生メカニズムは，病的な気道分泌によるものである．一方，吸気時のクラックルの発生メカニズムは，病的な気道開放音である．

以下，吸気の時相によるクラックル分類に沿ってそれぞれの病態を述べる．

■ 吸気早期クラックル

吸気早期クラックル（early inspiratory crackles）では，中枢により近い太めの気管支に病変がある時の気道開放音を反映することになる．代表的な疾患は慢性気管支炎（COPDのサブタイプ）である[1]．

副雑音のシェイプはdecrescendoであり，吸気の中間時点までは続かない．時に口腔内に放散するので，患者を開口させたまま深呼吸をさせて，聴診器を患者の口の前方に静止させて聴くとよい．

■ 吸気早中期クラックル

吸気早中期クラックル（early-to-mid inspiratory crackles）では，より末梢に近い中等度サイズの気管支に病変がある時の気道開放音を反映することになる．代表的な疾患は気管支拡張症である．

副雑音のシェイプはdecrescendoであり，吸気の中間時点を超えて続く．また，気管支拡張症が進行すると，レザリー・クレピテーション(leathery crepitation)が聴かれる．これは「なめし革」をこするような音である．

■ 吸気終末クラックル

吸気終末クラックル(late inspiratory crackles)では，気道の終着部位である肺胞構造周囲の間質に起こる病変を反映することになる．代表的な疾患は間質性肺疾患，早期心不全，非定型肺炎などである．

副雑音のシェイプはcrescendoであり，吸気の終末付近で漸増する．市中肺炎で吸気終末クラックルを聴いた場合，マイコプラズマ，レジオネラ，クラミドフィラ，ウイルスなどの非定型肺炎も考える[2]．

■ 吸気全汎性クラックル

吸気全汎性クラックル[holo(pan) - inspiratory crackles]では，その病変部位において，間質，肺胞構造，大小の気管支などがすべて水腫(炎症または肺水腫)となっている状態を反映することになる．代表的な疾患は左心不全，非心原性肺水腫，細菌性肺炎などである．

副雑音のシェイプはflatであり，吸気の始めから最後まで続く．市中肺炎で吸気全汎性クラックルを聴いた場合，肺炎球菌や肺炎桿菌などの細菌性(定型)肺炎を考える[2]．

左心不全では経過によりクラックルが変化する．早期左心不全では，間質の浮腫程度であり吸気終末クラックルとなるが，full-blownの左心不全では吸気全汎性クラックルとなる．治療によってまず，吸気早中期クラックルとなるが，その後に吸気終末クラックルとなり，クラックルは徐々に消失する．

●**文 献**

1) 徳田安春, 他:日臨 69:1770, 2011.
2) Norisue Y, et al:Postgrad Med J 84:432, 2008.

13 呼吸副雑音(2)—連続性副雑音

連続性副雑音

呼吸副雑音のうち，連続性副雑音は喘鳴(wheeze)，ストライダー(stridor)，いびき音(rhonchi)，ラットリング(rattling)，スクウィーク(squeak)にわかれる．

喘鳴

喘鳴は，楽音様の連続性副雑音である．気管支喘息や慢性閉塞性肺疾患(chronic obstructive pulmonary disease；COPD)で聴かれることが多いが，肺腫瘍による局所の狭窄病変でも聴かれることがある．

気管支喘息では，複数の狭窄部位のため通常は多様性多音性喘鳴(random polyphonic wheezes)となる．一方，腫瘍の場合は，単一箇所の気道狭窄による固定性単音性喘鳴(fixed monophonic wheeze)となる．

音の高さは，狭窄・閉塞している気道の圧力や閉塞の程度によって変化する．気管支喘息の重症度は，喘鳴の聴こえ方でおよそ区別できる．そのJohnson分類を表1に

表1 喘鳴のJohnson分類

Grade 0：聴取しない
Grade 1：強制呼気時でのみ聴かれる喘鳴
Grade 2：平静呼気で聴かれる喘鳴
Grade 3：平静呼吸で吸・呼気ともに聴かれる喘鳴
Grade 4：呼吸音減弱(silent chestまたはsilent asthma)

示す.同分類によるGrade 4は切迫呼吸停止寸前の状態であるため,喘鳴は聴かれないが最重症であり,気管挿管の適応を考慮する.

ストライダー

ストライダーは吸気性喘鳴である.呼気時より吸気時に喉頭付近で強く聴取される.咽喉頭付近の上気道に狭窄を来す疾患(喉頭蓋炎,クループ,甲状腺腫瘍),気管上部に狭窄を来す疾患(気管腫瘍,気管内異物)などで聴取される.これらの疾患と気管支喘息との鑑別が重要である.橋本病の患者でストライダーが聴かれる場合には,甲状腺の悪性リンパ腫の合併を考える.急性喉頭蓋炎でストライダーが聴かれる場合には,緊急に耳鼻科コンサルトをした上での気道確保を要する.

上気道が完全閉塞している場合にはストライダーも聴かれず,声も出ない.呼吸困難で患者がパニックになることもある.食事中であれば食物による窒息を考えてハイムリック手技(図1)を行う.

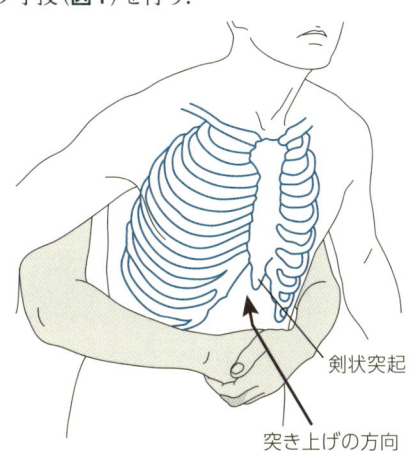

図1 ハイムリック手技

いびき音

いびき音は太い気道で聴かれる．これは分泌液貯留による振動音であり，咳をさせて喀痰を喀出させると消失する．慢性呼吸器疾患のうち，気管支拡張症などの気道分泌亢進状態でよく聴かれる．

肺炎でもいびき音が聴かれる場合がある．喀痰の喀出が困難な場合には，吸引カテーテルによる強制吸痰を行うと，治療効果もあり，グラム染色や喀痰培養用の検体を得ることができる．

ラットリング

いびき音が聴かれる患者の胸を触診した際，その振動音が触れる場合，これをラットリングと呼ぶ．振動音が触れるということは重度の蓄痰を意味しており，痰づまり(sputum block, mucoid impaction, mucus plugging)のリスクが高い．慢性呼吸不全患者では特にリスクが高く，気管挿管や気管内チューブによるドレナージの適応となる．

ラットリングのある患者に非侵襲的陽圧換気(non-invasive positive pressure ventilation；NPPV)を実施することは，喀痰の喀出がさらに困難となるので，避けたほうがよい．

スクウィーク

捻髪音とともに吸気時のみに短い単音性喘鳴(short monophonic wheeze)が聴取されることがあり，これをスクウィークと呼ぶ．慢性経過の間質性肺疾患や感染を伴った間質性肺炎の下肺野のみで聴取される．スクウィークは気道開通直前の気道壁振動で発生すると言われている．

〔参考文献〕
・Willis GC：Dr.ウィリス ベッドサイド診断—病歴と身体診察でここまでわかる！(松村理司 監訳), 医学書院, 2008.
・宮城征四郎, 他 編：身体所見からの臨床診断, 羊土社, 2009.

14 胸水と気胸

胸　水

　胸水のフィジカル診断で最も重要なのは打診である．正常肺の打診音は共鳴音（resonance）であるが，胸水貯留部位は濁音（dullness）となる．ただし，胸水と正常肺の境界近くの帯状の部分では，やや高音の共鳴音となる．これをスコダ共鳴音（skodaic resonance）と呼ぶ（図1）．

　打診以外では視診と聴診が役に立つ．視診上，胸水貯留側では胸郭の呼吸性運動が減弱する．大量貯留では胸郭運動が消失する．聴診では胸水貯留部位で呼吸音が減弱する．胸膜炎による炎症がある時には，吸気＞呼気で摩擦音が聴かれることがある（胸膜摩擦音；pleural friction rub）．心膜炎を合併すると心膜摩擦音（pericardial friction rub）が聴かれるようになる．これは収縮中期，拡張早期，拡張終末期の3フェーズからなるが，1～2フェーズのみが聴かれることも多い（図2）．

　患者の体位を前傾させ

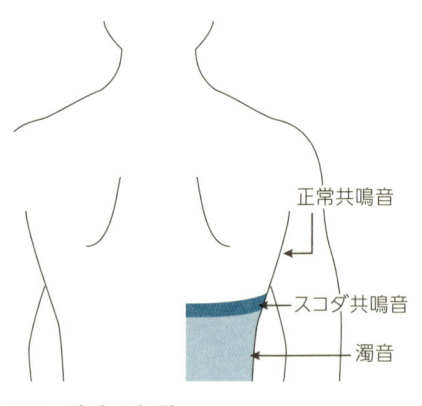

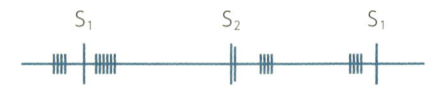

図1　胸水の打診
（正常共鳴音／スコダ共鳴音／濁音）

図2　心膜摩擦音

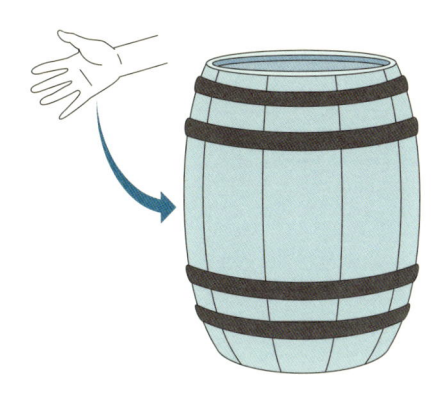

図3 ワイン樽の打診

ると心膜摩擦音は聴こえやすくなる．ベッドサイドエコーがない時代には，打診のみで胸水穿刺が行われていた．臨床医学の父と言われるW. オスラー先生は，片手による打診を行って，胸水を診断していた．打診は医学以外でも応用されている技術であり，ビールやワインが入った樽を打診することで製造技術者は樽内の残量を知りえている（図3）．

特別なスキルとして，聴診的打診（auscultatory percussion）というものがある．「水」を通すと音の伝達がよくなることを利用したもので，胸骨や脊椎棘突起を打診し，その音を胸郭で聴診する．明らかな左右差があれば「陽性」とする．

気　胸

気胸の典型的な病歴は，突発する胸痛とそれに続く呼吸困難である．フィジカル診断で完全に除外することは難しいので，疑った時にはエコー検査でも確認する．

気胸側の胸郭では打診上過共鳴音（hyperresonance）となる．聴診上

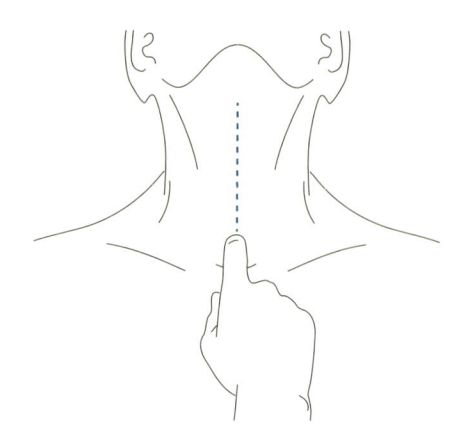

図4　気管の触診

は呼吸音が低下する．

　縦隔のシフトを来した気胸患者では，気管の位置が正中より左右へ偏位する．検者の指先を患者の胸骨柄上縁の正中に当ててみて，気管が正中線上に触れなければ気管の偏位がある（図4）．

　皮下気腫を合併していることもあるので，胸壁から頸部にかけて触診を行う．特徴的な「握雪感」があれば皮下気腫である．

　縦隔気腫がある時，心音のリズムに同期して「プチプチ」した音が聴かれる時がある．これをハンマン徴候（Hamman's crunch）と呼ぶ．

〔参考文献〕
・Sapira JD：The art and science of bedside diagnosis, Williams & Wilkins, 1990.

14 胸水と気胸

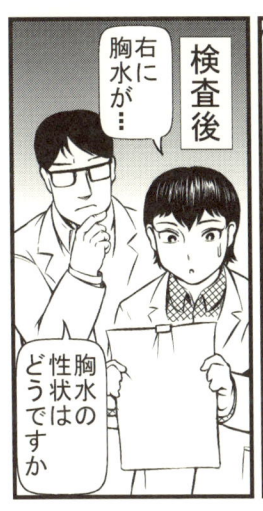

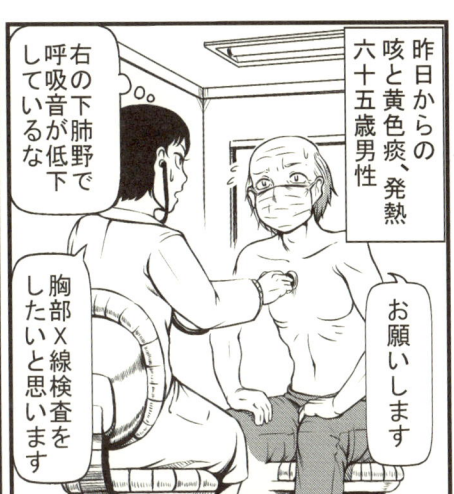

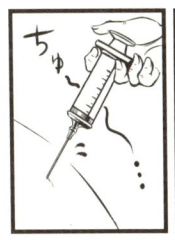

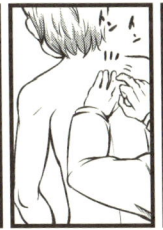

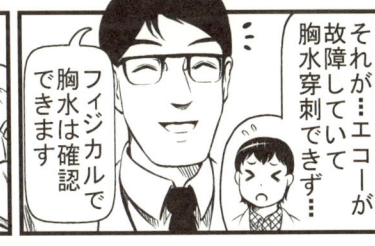

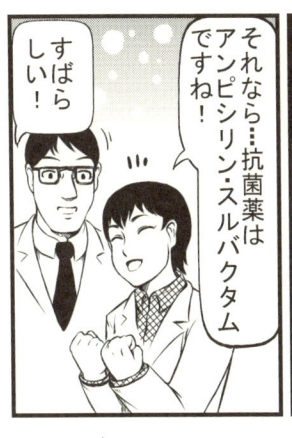

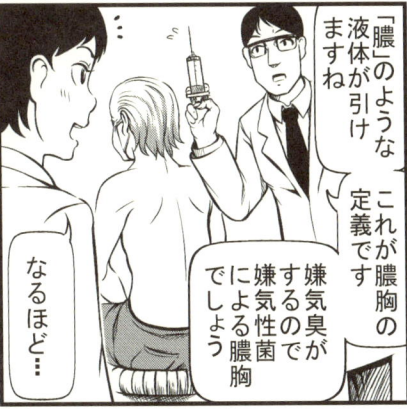

15 腹部の診断―視診

腹部の視診の基本

腹部の視診は部屋を十分に明るくして行う．暗いと重要な所見を見落とすことがある．膵頭部や総胆管腫瘍で見られる無痛性胆囊腫大（クールボアジェ徴候；Courvoisier sign）などは，十分な明かりがなければ容易に見落とされる．

腹部の膨隆

腹部全体が膨隆している時は5F（表1）を考える．右上腹部膨隆は肝腫大，左上腹部膨隆は脾腫，心窩部膨隆は幽門部狭窄（潰瘍・腫瘍・先天性ほか）などを考える．

恥骨上部に限局した膨隆では表2の4つの可能性を考える．このうち尿閉は緊急で導尿を行う必要があるので，その疑いが強い場合は導尿（またはベッドサイドエコー）で確認する（図1）．

表1 5F（腹部全体の膨隆）

Flatus：腸管ガス（腸閉塞など）
Feces：便（便秘など）
Fetus：胎児（妊娠）
Fat：脂肪（肥満）
Fluid：液体（腹水）

表2 恥骨上部の膨隆

・尿閉
・妊娠
・巨大子宮筋腫
・巨大卵巣嚢腫

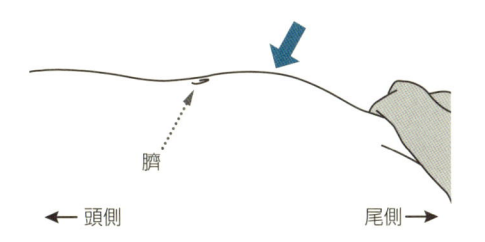

図1　尿閉の腹部の横からの観察

臍部より下部の腹部に膨隆（太矢印）が観察される

腹部皮膚の観察

患者にバルサルバ手技を行わせながら腹部を視診すると，ヘルニア，腹直筋離開，腹直筋内腫瘤性病変を見つけることが容易となる．

手術創瘢痕がある時には，それぞれの手術の種類を確認する．手術痕が変形している時は，術後の感染症などの合併症があったことを意味する時がある．手術創瘢痕に過剰な色素沈着（pigmentation）がある時は原発性副腎機能低下症（アジソン病）の場合がある．

腹壁静脈の怒張がある時は，表3のパターンで鑑別する．

皮膚線条が多数あり，かつ赤紫色であればクッシング症候群を疑う．白色であれば単純性肥満または妊娠を考える．臍部の皮下出血斑が腹腔内出血由来であれば，カレン徴候（Cullen sign）と呼び，出血性急性膵炎や

表3　腹壁静脈怒張のメカニズム

- 臍から上下放射状に走行＋脾腫＝門脈圧亢進症
- 頸部から腹部へ走行＋外頸静脈怒張＝上大静脈症候群
- 両下肢から腹部・背部へ走行＝下大静脈閉塞

子宮外妊娠，肝癌破裂，十二指腸潰瘍穿孔などを考える．また，左側腹部の皮下出血斑が腹腔内出血由来であれば，グレイ・ターナー徴候（Grey-Turner sign）と呼び，重症の出血性急性膵炎を示唆する．

臍の観察

臍部の突出は臍ヘルニアを示唆し，大量腹水が原因のことがある．閉経前女性で臍出血を毎月繰り返す時は子宮内膜症を考える．臍部にできる結節状腫瘤はシスターメアリージョセフ結節（Sister Mary Joseph's nodule）と呼び，胃癌や膵癌からの転移を示唆する．米国セントメアリー病院（メイヨークリニックの前身）の元看護師長のジョセフさんが最初に報告したとされている．

腸管蠕動運動の観察

痩せた人の場合，正常でも腸管蠕動運動（さざ波様の腹壁の動き）が視診で観察されることがある．腸閉塞患者でこれを認める時は，そのメカニズムが「機械的（mechanical）」であることを示唆する．小腸の蠕動運動の周期は20～30秒程度である．大腸閉塞では通常，視診で観察されるような蠕動運動を呈することはない．

〔参考文献〕
・Shimizu T, et al : Intern Med 50 : 2255, 2011.
・Willis GC : Dr.ウィリス ベッドサイド診断―病歴と身体診察でここまでわかる！（松村理司 監訳），医学書院，2008.

§2 フィジカル診断講座〔各論—❹腹部〕

16 腹部の診断—聴診・打診

腹部の聴診

　腹部の聴診は、視診の後で、打診や触診の前に行う。触診などが腸音（bowel sound）に影響を与えるからである。腸音の聴診は、聴診器の膜面を腹部の中心部に軽く当てて行う。聴診部位によって腸音が変わることはないので、聴診器を移動させる必要はない。腸音は腸の蠕動運動によって聴かれる音である。表1にその解釈を示す。「腸音欠如」と完全に言い切れるのは、5分間聴診してもまったく腸音が聴かれない場合である。

　血管（動脈）雑音（bruit）は血管の近くでよく聴かれるので、聴診器を移動させながら聴取する。心雑音が腹部に伝導する場合があるので、心臓でも聴きながら比較する必要がある。表2に、血管雑音が聴かれる部位と考えられる病態を示す。

　血管雑音と紛らわしい音に、静脈コマ音がある。これは連続性のソフトな低音である。腹部で聴かれる場合、門脈大静脈系シャント（門脈圧

表1　腸音（bowel sound）の種類と病態の解釈

- 亢進（hyperactive bowel sound）
  腸炎、消化管出血、腸管不完全閉塞
- 腸音欠如（absent bowel sound）
  麻痺性イレウス、汎腹膜炎
- 金属音（metallic bowel sound）
  腸管完全閉塞（長い無音のあと短時間チリンチリンという音を聴取）

表2　血管（動脈）雑音（bruit）が聴かれる部位と考えられる病態

- 臍上部：大動脈
- 左上腹部：左腎動脈・脾動脈
- 右上腹部：右腎動脈・肝動脈
- 鼠径部：腸骨動脈・大腿動脈

亢進症)であることが多い．これが聴かれやすい部位は臍上部から右上腹部である．稀に，限局性腹膜炎(localized peritonitis)で，腹膜摩擦音(peritoneal friction rub)が聴かれることがある．

腹部の打診

「腹部の打診は肝臓から始めよ」というクリニカルパールがある．これで，急性肝炎の診断ヒントを得ることができる．腹痛患者の打診は，疼痛部位の触診の前に行うとよい．腹部の筋性防御がなくても，局所の打診痛(percussion tenderness)があれば，限局性腹膜炎を示唆する．

■ 肝　臓

臓器腫大を診るには打診を用いるとよい．触診で肝臓の下縁を触れても，必ずしも肝腫大があるわけではない．肺気腫などで横隔膜が平低化し，肝臓の位置が下側に移動しているだけの時があるためである．肝臓の濁音界(肝濁音界)は右の鎖骨中線上を移動しながら打診していく．肝臓の打診音は濁音(hepatic dullness)であるが，上部にある肺と下部にある腸管は共鳴音(resonance)である．**図1**[1)]のように打診していく．

■ 脾　臓

脾臓の打診では，Castellの方法(脾臓打診徴候，

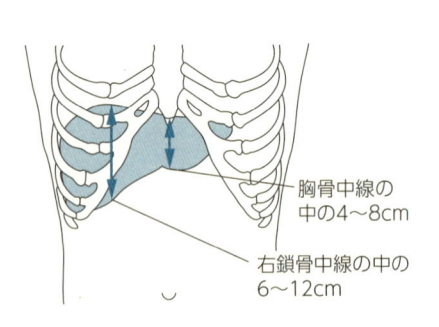

図1　打診による肝濁音界の測定
図の正常肝濁音界の値は身長160〜170cmの患者の場合　　　　　　（文献1より引用）

胸骨中線の中の4〜8cm
右鎖骨中線の中の6〜12cm

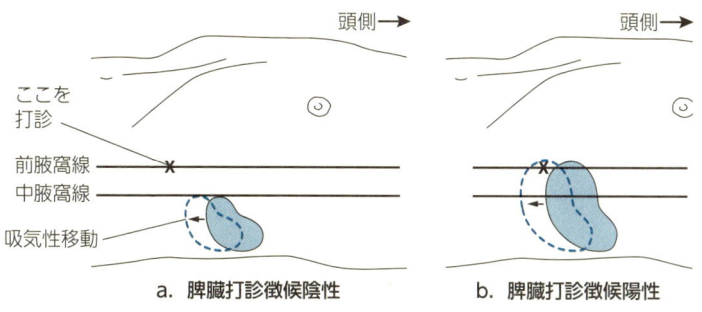

図2 脾臓の打診（Castellの方法：脾臓打診徴候，splenic percussion sign）

a. 脾臓打診徴候陰性
b. 脾臓打診徴候陽性

（文献1より改変）

splenic percussion sign, **図2**）を用いることが多い．左の前腋窩線上で最下肋間を打診しながら患者に深呼吸をしてもらう．脾腫があれば，呼気で共鳴音であった打診音が吸気時に濁音となる（**図2b**）．

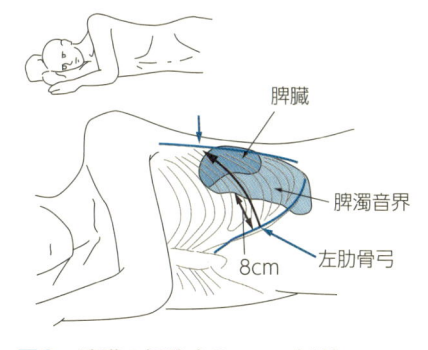

図3 脾臓の打診（Nixonの方法）

（文献2より改変）

しかしCastellの方法は食後で胃内容物がある時には陽性となり，偽陽性率が約17％と高い．このため陽性の場合にはNixonの方法（**図3**）[2]も併用するとよい．これは，患者を右側臥位にして，脾臓のある部位を打診していく方法である．左の肋骨弓より脾濁音界までの距離が8cm以内であれば陽性とする．この方法による偽陽性率は6％とされる．

16 腹部の診断―聴診・打診

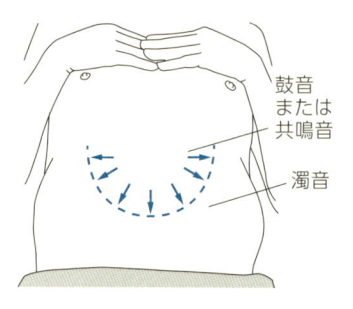

図4 腹水による側腹部濁音 (flank dullness)
（文献1より改変）

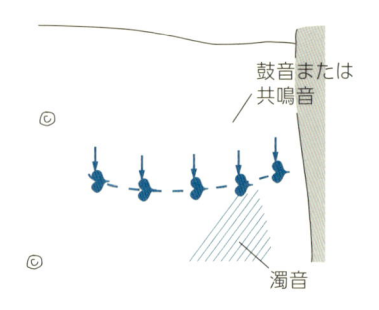

図5 移動濁音界 (shifting dullness)
右側臥位で打診　（文献1より改変）

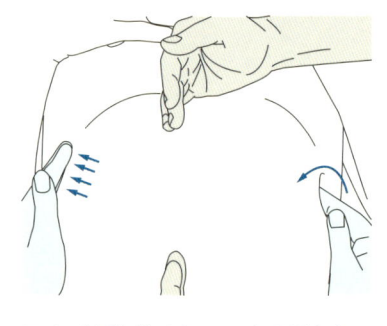

図6 波動 (fluid wave) の診かた
（文献1より改変）

■ 腹　水

腹水を疑う患者では仰臥位で，臍からスタートして両側腹部に向かって打診をしていくとよい．腸管は浮き袋状に臍部に浮いて腹水は側腹部にたまる．そのため**図4**[1]のように側腹部濁音（flank dullness）を認める．盲腸は後腹膜に固定されているので，正常では打診上共鳴音である（盲腸共鳴音，cecal resonance）．そのため，右下腹部の盲腸部位の打診が濁音になることが腹水貯留で認められる．

肥満などで皮下脂肪が厚い時も側腹部濁音を認めることがあるので，腹水を疑う場合には**図5**[1]のように移動濁音界（shifting dullness）を併用するとよい．

特異度の高い手技として，波動（fluid wave）を診る方法もある（**図6**）[1]．

皮下脂肪の「揺れ」を抑えるために，助手などに手刀で皮膚を押さえさせてから行うと偽陽性の可能性を低くしておくことができる．

腹水患者で発汗が低下している場合には，二次性アルドステロン症を来していることを意味し，腹水の原因は漏出性（肝硬変やネフローゼ症候群など）のものであることを示唆する．

●文 献

1) Bickley LS, et al : Bates' Guide to Physical Examination and History-Taking, 11th ed. LWW, 2012, p433-486.
2) JAMA evidence＜http://jamaevidence.com/search/result?searchStr=percussion%20by%20nixon%20method&category=10＞

〔参考文献〕

・Willis GC : Dr.ウィリス ベッドサイド診断—病歴と身体診察でここまでわかる！（松村理司 監訳），医学書院，2008.
・Sapira JD : The art and science of bedside diagnosis, Williams & Wilkins, 1990.

§2 フィジカル診断講座〔各論—❹腹部〕

17 腹痛患者の触診

触診の準備

腹痛患者にとって触診は最も重要な診察であり，これを省いては腹痛患者の診察はできない．触診を行う際には，患者を仰臥位にして，検者は患者の右側に坐位か立位を取る．緊張している患者に口呼吸をさせるとリラックスさせることができる．寒い季節の診察では手指を温めてから行う．脱衣した患者と医師が1対1となる診察状況を避けるため，看護師に介助を依頼するほうがよい．タオルなどを鼠径部付近までかけるとよい配慮となる．

浅い触診

触診はまず表面を見るために「浅め」とし（superficial palpation），主要な疼痛部位と思われる場所から離れた部位より始めて，最後に疼痛部位に至るようにする．**図1**[1]のように右の第2〜4指の先で差し込むように触診していく．腹部のどの部位を触れても痛みを訴える患者の場合，胸部や四肢を触れてみても痛みがあるようであ

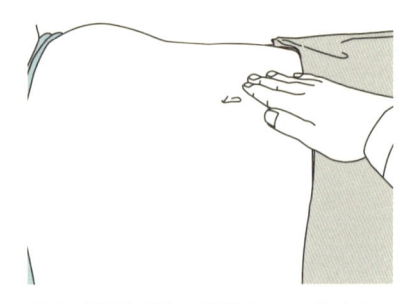

図1 腹部の浅い触診（superficial palpation） （文献1より改変）

れば，心因性疼痛の可能性が高い．

深い触診

続いて「深め」の触診（deep palpation）を両手重ねで行う．その場合，患者の呼気終末に合わせて行うとよい．図2[1]のようにやはり右の第2～4指の先で差し込むように触診していくが，重ねた左手に力を入れるようにして，触診用の右手は力を入れずに触診に集中する．

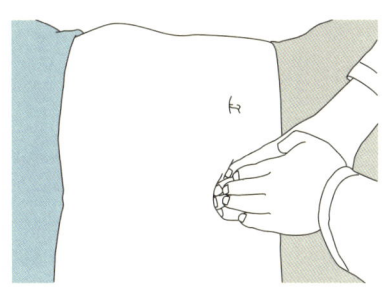

図2　腹部の深い触診（deep palpation）　（文献1より改変）

バロットマン手技

腎臓など遊走性の臓器を触診する場合は，一方の手で触診可能な位置まで背部から持ち上げるようにして動かし，片方の手は動かさずに固定した上で触診するとよい（バロットマン手技；ballottement）．

筋性防御

浅い触診で筋性防御（muscle guarding）の有無を確認する．患者が緊張している場合には随意的筋性防御（voluntary guarding）を見ることがあり，患者をリラックスさせることが必要となる．この場合は口呼吸で深呼吸をさせ，全身の力を抜いてもらうようにする．不随意的筋性防御（involuntary guarding）がある場合は腹膜炎を示唆する．腹部9領域の

すべてが硬く(board-like abdomen)，不随意的な筋性防御がある場合は硬直(rigidity)と呼び，汎腹膜炎(panperitonitis)を示唆する．

圧　痛

圧迫に対する痛みの感受性は心理状態に影響されることがあり，圧痛(tenderness)の有無についての評価は患者の心理状態を踏まえて判断する．腹部大動脈・盲腸・S状結腸は正常でも圧痛が認められる部位であり，注意を要する．腫瘍や慢性臓器腫大(非炎症性)の場合には，圧痛がないかもしくは軽度のみであることが多いが，急性の臓器腫大では著明な圧痛を認めることがある(例：急性右心不全によるうっ血肝など)．

カーネット徴候

腹部における圧痛が「腹壁由来」または「腹腔内臓器由来」のいずれかを鑑別する際に有用な方法として，カーネット徴候(Carnett sign)がある．患者の頭部と両下肢を同時に挙上させて触診を行い，腹腔内臓器由来であれば，この手技により腹部圧痛は軽減または消失する．一方，腹壁由来の圧痛であれば，この手技で腹部圧痛は増強する．

限局性皮膚知覚過敏

腹部表面を軽くこすった時に痛みが生じる場合には，限局性皮膚知覚過敏を考える．多くは神経根炎や帯状疱疹による．急性虫垂炎による限局性腹膜炎でも見られることがあり，その部位をシェレンの三角(Sherren's triangle)と言う．これは腸骨稜・恥骨結節・臍からなる三角である(**図3**)[2]．

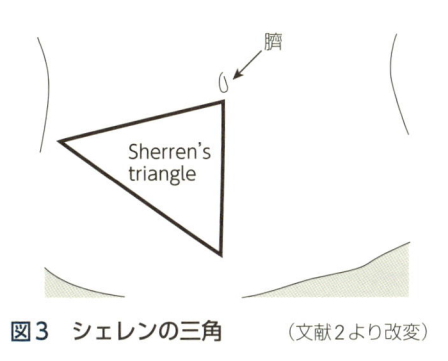

図3 シェレンの三角　　　（文献2より改変）

反跳圧痛

　反跳圧痛（rebound tenderness）は腹膜刺激所見の一種である．検者はゆっくりと患部に中等度の圧迫を加え，数秒の間その状態を持続したあと，すばやくその指を離して圧迫を除去し，患者の表情を観察して「わずかに遅れて生じる」痛みの有無を確かめる．「除圧時痛＞加圧時痛」のことが多い．指を離す時に余分な圧迫を加えないように注意する．わずかな触診でも圧痛が強い場合は，打診圧痛（percussion tenderness）を腹膜刺激所見の評価として代替的に使用する．

　右上腹部に強い反跳圧痛を呈する代表的な病態としては，十二指腸潰瘍穿孔による腹膜炎がある．これは，胃液・膵液・胆汁による化学的刺激により腹膜炎症状が増強する．下腹部では，大腸穿孔による腹膜炎で強い反跳圧痛を呈する．広範囲の反跳圧痛を呈する時は汎腹膜炎を考える．

腸管ヘルニア疑いの時の触診

　鼠径・大腿・臍部・手術創などのヘルニア開口好発部位に注意する．可能なら患者に咳をさせて，触診中の指に衝撃が伝わるか否かでヘルニア開

口部を確認する．

　ヘルニアを認めた場合は，還納可能かどうかを見る．還納不能であれば嵌頓ヘルニア(incarcerated hernia)を疑う．強い圧痛を呈する場合は，絞扼(strangulation)を意味し，緊急手術の適応である(用手的な還納は避ける)．

　高齢女性では大腿ヘルニアに注意し，必ず大腿まで観察する．ただし，閉鎖孔ヘルニアでは体表から直接視診・触診はできないので，閉鎖孔ヘルニアを疑った場合には腹部CTを行う．

●文　献

1) Bickley LS：Bates' guide to physical examination & history taking, 11th ed, Lippincott Williams & Wilkins, 2012.
2) Sherren's of the World＜http://www.islandregister.com/sherren/pg1_25.html＞

〔参考文献〕
・Willis GC：Dr.ウィリス　ベッドサイド診断—病歴と身体診察でここまでわかる！(松村理司 監訳), 医学書院, 2008.

18 直腸診

直腸診の適応

　筆者の研修医時代（1990年頃）に，救急指導医として来日（来沖）されていたVicken Totten先生（現：ケース・ウェスタン・リザーブ大学病院救急科）が「直腸診の適応とならない状況とは，検者の指がない時か患者に肛門がない（no finger or no anus）状況のみである」と発言していた（personal communication）．100年以上前に活躍していた臨床医学の父・W. Osler先生が"The chief function of a consultant is to do a rectal exam"という名言を残していたことから，昔の時代でも直腸診は省略されやすい診察手技であったことがわかる．

　時代は変わり，直腸診はあまり行われなくなってきている．その理由として，手技的煩雑さや，患者に不快感を与えるのではないかという医師の患者への配慮などがあると思われる．だが，現代でも患者の病態によっては，直腸診から得られる臨床情報には重要な事項がある．表1に，直腸診の適応病態を挙げた．

表1　直腸診の適応

- 腹痛（特に骨盤内炎症性疾患の疑い）
- 消化管出血（疑いも含む）
- 下部直腸癌（疑いも含む）
- 前立腺肥大（疑いも含む）
- 前立腺腫瘍（疑いも含む）
- 脊髄障害・馬尾障害・自律神経障害（疑いも含む）

腹部症状を訴える患者や消化管出血を疑う患者では必須の検査である．また，下部直腸癌の診断はまず直腸診で行われるべきであり，指の届く範囲内の直腸癌が大腸内視鏡で初めて診断されるようなことにならないようにしたいものである．さらに，子宮頸部の可動痛（cervical motion tenderness）であれば骨盤内炎症性疾患の診断をする上で大変有用である[1]．

直腸診の手順

直腸診は上手に施行すれば苦痛は少ない．手順とポイントを**表2**に示す[2]．

表2 直腸診の手順とポイント

①患者を左側臥位とし腰と膝を屈曲させるようにする（**図1**）
②検者の右手に手袋をはめ，十分量のリドカインゼリーを塗布する
③患者をリラックスさせるため，口呼吸をしてもらう
④肛門周囲の皮膚の観察を行う（瘻孔・腫瘍・分泌物・痔核・皮疹などに注意）
⑤患者の呼気時に合わせて，右手の人差し指をゆっくりと肛門内に挿入する
⑥男性患者では前立腺のサイズ・硬さに注意する（**図2**上）
⑦女性患者では子宮頸部の可動痛・圧痛や腫瘍の有無に注意する
⑧直腸腫瘍があれば，位置，サイズ，硬さ，圧痛などに注意して所見をとる（**図2**下）
⑨人差し指を抜いた後，先端に付着した便の色と性状をまず肉眼で確認する
⑩便潜血をチェックするために試験紙やスティックに便を付着させる

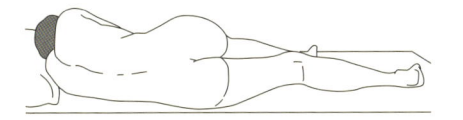

図1 直腸診時の患者体位

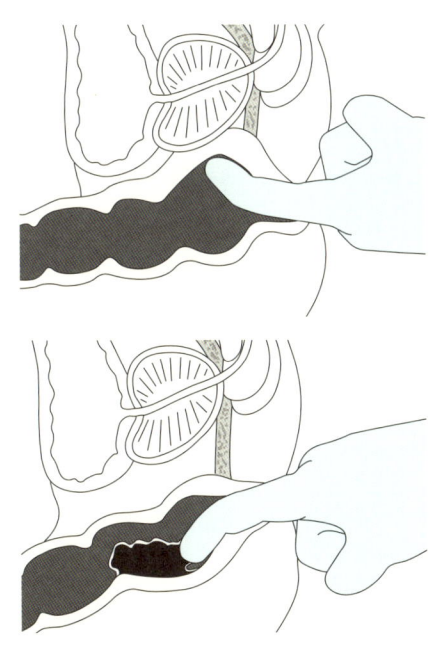

図2 前立腺の触診（上）と直腸腫瘍の触診（下） （文献2を元に作成）

便の色と性状の評価

　消化器疾患の診断では，便の色と性状をまず肉眼で確認することが重要である．タール便は，消化管出血があり，その出血部位はトライツ靱帯よ

り上部であることを意味する．肉眼的に鮮血便であれば，明らかに消化管出血と見なすが，その出血部位は下部とは限らない．出血量が多く，消化管の通過速度が速い場合には，出血部位が上部消化管（食道，胃，十二指腸）であっても肉眼的に鮮血便を呈する．また，粘血便の場合，大腸に炎症病変があることを意味する（大腸炎：虚血性，感染性，潰瘍性，偽膜性などを含む）．

以前は，ベッドサイドでの便潜血反応のチェックはグアヤック法などの試験紙法で施行されていたが，製品として製造されなくなり，試験紙法で診ることは困難となってきているのは残念である．

ヒトヘモグロビン抗体法による便潜血検査では，下部消化管出血の検出には優れているが，上部からの出血時には，胃液によるヘモグロビンの変性が起こり，偽陰性を呈することがある．そのため，肉眼的にタール便であった際には，抗ヒトヘモグロビン抗体法による便潜血反応が陰性であっても上部消化管出血はただちに否定しないほうがよい．

●文 献

1) Morishita K, et al：Am J Emerg Med 25：152, 2007.
2) 宮城征四郎，他 編：身体所見からの臨床診断―疾患を絞り込む・見抜く！ 羊土社，2009.

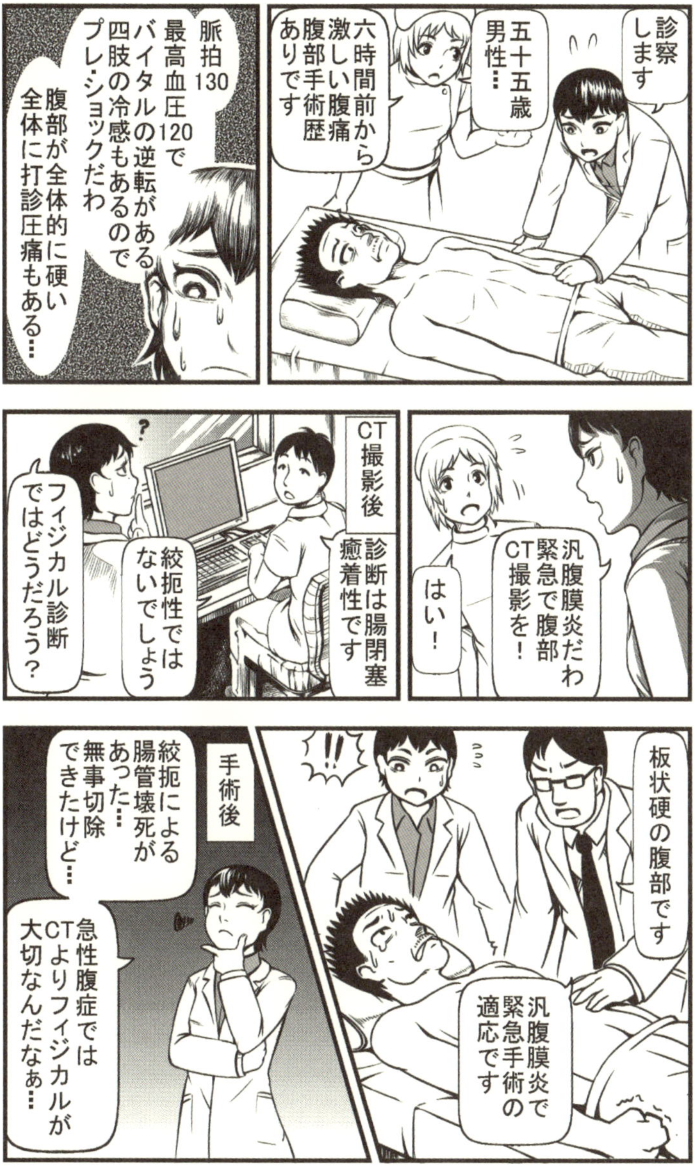
診察します
五十五歳男性…
六時間前から激しい腹痛腹部手術歴ありです
脈拍130最高血圧120でバイタルの逆転があるプレ・ショックだわ
四肢の冷感もあるので
腹部が全体的に硬い全体に打診圧痛もある…
汎腹膜炎だわ緊急で腹部CT撮影を！
はい！
CT撮影後
診断は腸閉塞癒着性です
絞扼性ではないでしょう
フィジカル診断ではどうだろう？
板状硬の腹部です
汎腹膜炎で緊急手術の適応です
!!
手術後
絞扼による腸管壊死があった…
無事切除できたけど…
急性腹症ではCTよりフィジカルが大切なんだなぁ…

19 脳神経の診察

はじめに

　脳神経は系統的に診察するが，一般的な診察では12番（Ⅰ～Ⅻ）まであるうちのⅠ番（嗅神経）は除かれることが多い．嗅神経障害は味覚障害として現れることが多いので，その場合は嗅覚機能を診る．その際，患者に目を閉じてもらい，挽きたてのコーヒーやレモン油を嗅がせて「何か香りますか」と尋ねるとよい．

視　力

　病歴で視力に異常がないかどうかを尋ねることが多いが，視力の評価を行うにはランドルト環（Landolt ring）による視力表（装置）か，スネレン視力表（カード式）を用いる[1]．屈折異常（近視，遠視，乱視）による視力障害であれば，検眼鏡を利用して再検する．検眼鏡がなければ，ピンホールサイズの小さな穴を開けたカードを通して，視力表を患者に読ませるとよい．小さな穴が焦点深度を増大させるからである．また，両側後頭葉障害では両側視力障害に加えて盲の否認を見ることがある（Anton症候群）．

対光反射

　片側の眼に光刺激を与えた場合，他方の眼も縮瞳する．このような反応を間接または共感性対光反射と言う．片側性の視神経障害では，直接対

光反射は消失するが，他方の眼への光刺激による間接対光反射は保たれる．左右の眼に交互に光刺激を与えると，患側に光を与えた場合，間接対光反射による縮瞳が終了するタイミングと一致するため，逆に散瞳してくる（Marcus Gunn瞳孔）．同側眼の耳側線維と反対側眼の鼻側線維，両方からの神経線維を含む視索（optic tract）レベルの障害では，左右の視野どちらか一方からの光刺激では対光反射は起こらない（Wernicke光反応）．

視野

ベッドサイドでは対座法（confrontation test）で行う．検者は患者から80cmの距離に対座し，向かい合う片側の眼から検査を行うため，向かい合う他方の眼を覆う．

まず，視野の中心から外側に向かって1本の指をゆっくりと動かしながら評価し，中心視力のポイントから外側13〜18度の位置にマリオット盲点があることを確認し，視野検査の信頼性を評価する．盲点を評価したら，次に視野の外側4方向から指を徐々に中心部へ移動させて視野を評価する．耳側上方，耳側下方，鼻側上方，鼻側下方の順に行う．

消去現象

左右の互いに離れたポイントへ検者の両手を離して固定し，片手ずつ「グー，パー」の動きを見せて，患者に動きの有無を答えさせる．片側の頭頂葉の障害がある患者では，検者の片手のみの動きは認知できるが，検者が両手を同時に動かした時に，認知した反対側に位置する手の動きが消去（extinction）されて認知できなくなることがある．

眼　底

通常型の眼底鏡を用意しておきたいが，最近では眼底を散瞳せずに広範囲に観察できる機器も開発されているので知っておくとよい．

神経疾患を疑う場合は，うっ血乳頭，視神経萎縮，網膜静脈拍動（確認できれば頭蓋内圧は正常）を診る．生活習慣病では，血管の評価を中心に，高血圧性変化，動脈硬化性変化，糖尿病網膜症などの所見を確認する．感染症や炎症性疾患では，心内膜炎の末梢サインであるRoth斑，真菌，結核感染の徴候，サルコイドーシス，ぶどう膜炎，高安動脈炎の所見などが重要となる．

眼球運動

前頭葉の注視中枢（運動野のすぐ前方）の障害では，両眼の反対側への眼球運動が障害されるので，病巣をにらむ共同偏視を示す．錐体路障害も通常同時に起こすため，病巣の反対側に片麻痺があるかどうかを診る．動眼神経麻痺に瞳孔異常を合併する時には，後交通動脈付近の動脈瘤による圧迫の可能性があるため緊急で脳動脈検査（MRA，3DCTなど）を行う（図1）．

顔　面

筋力（前頭部，眼輪筋，表情筋）と感覚（三叉神経第一枝から第三枝）を診る．異常運動の訴えとして多いものに眼輪筋波動症（ミオキミア）などがある．味覚検査では，舌表面の片側ずつに砂糖，塩，酢，キニーネなどの苦い薬剤を用い，四者択一でいずれかを答えさせる．

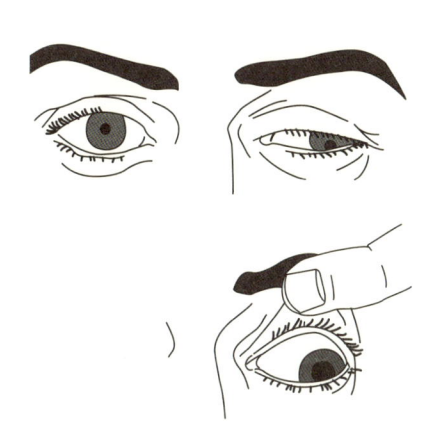

図1　左側動眼神経麻痺（左側眼瞼下垂，左眼球の外側下方偏視，散瞳）

聴　力

振動させた音叉を患者の耳から約1cmのところで保持し，聞こえなくなったら患者にすぐに合図させる．合図があれば，検者はすばやく自分の耳もとに音叉を移動させて聞こえるかどうか確認する．もし検者の耳に音叉が聞こえるようであれば患者にはある程度の難聴があると判断する．難聴であればWeber試験とRinne試験で，感音性または伝音性難聴の鑑別を行う．もちろん耳鏡による鼓膜の観察も重要である．

口蓋・咽頭・舌・頸部

構音障害（嗄声，鼻声）や嚥下障害には注意する．高調音領域の嗄声がある患者で，十分な咳き込みができない場合は，反回神経の異常（迷走神経の枝）を考える．咽頭反射（求心路，延髄にある中枢，遠心路）は重度の

意識障害で消失することが多い．舌の診察では筋線維束攣縮（運動ニューロン疾患など）に注意する．副神経の診察では，胸鎖乳突筋と僧帽筋における筋力の左右差を評価する．

◎

　脳神経を系統的に診察すると重要な神経学的所見を得られることがある．脳神経は神経解剖学的に主要部位にあるため，異常所見が認められれば重大疾患が見つかることもある．四肢の所見と併せて，病変部位診断において脳神経診察は必須である．

●文　献
1)　徳田安春，他：メディカルポケットカード プライマリケア，医学書院，2007.
〔参考文献〕
・Willis GC：Dr.ウィリス ベッドサイド診断─病歴と身体診察でここまでわかる！(松村理司 監訳)，医学書院，2008.

20 筋力の診断

　片側性の筋力低下で顔面を含む場合は，反対側の中枢神経病変が原因であることが多い．片側性中枢性病変による反対側筋力低下（片麻痺）の場合，前頭筋と眼輪筋は両側大脳半球支配であるため，これら2つの筋力は保たれる．末梢性病変（顔面神経麻痺）の場合には，前頭筋と眼輪筋を含めた同側の顔面筋の筋力低下を来す．

　対称性の筋力低下を訴える患者を診察する時，障害筋肉群が近位筋優位か遠位筋優位かを調べるとよい．近位筋優位の筋力低下の場合には筋肉疾患であることが多く，遠位筋優位の筋力低下の場合では神経疾患であることが多い．上肢では，肩関節の外転（三角筋）と手指の外転（指先を広げる）の筋力を比較する．下肢では，椅子から立ち上がる力とつま先立ちの筋力を比較する．患者がベッドから起き上がることが困難な時は体幹の筋力低下を示唆している．

　筋力低下を訴えない患者で行うルーチンの筋力検査では，**表1**に示した5つの部位の筋力を調べればよい．徒手筋力検査法（manual muscle test；MMT）のスコアにより徒手で筋力を判定する（**表2**）．

　筋肉群を支配する脊髄神経根のレベルを知っておくと，神経根障害のレベル評価に便利である．下肢では**図1**のような支配レベルとなる．覚え方としては，下肢を前方に移動させるような動きの支配レベルが常に上位に来ていることと，L2からス

表1　ルーチンの筋力検査部位

- 顔面筋
- 肘関節
- 手関節
- 股関節
- 足関節

関節では屈曲と進展の両方の筋力を調べる

表2　徒手筋力検査法

5：最大の徒手抵抗に抗して運動範囲全体にわたって動かすことができる
4：中等度～強度の徒手抵抗に抗して運動範囲全体にわたって動かすことができる
3：運動範囲全体にわたって動かすことができるが，徒手抵抗には抗することができない
2：重力の影響を除いた肢位でなら動かすことができる
1：筋収縮が目に見える，または触知できるが，関節運動がない
0：筋収縮・関節運動はまったく起こらない

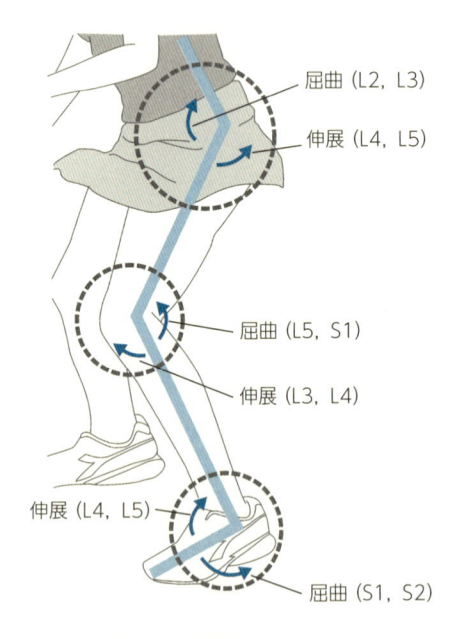

屈曲 (L2, L3)
伸展 (L4, L5)
屈曲 (L5, S1)
伸展 (L3, L4)
伸展 (L4, L5)
屈曲 (S1, S2)

図1　脊髄神経の運動支配レベル（股関節～膝関節～足関節）

タートして，股関節，膝関節，足関節の順に，1髄節ずつ下方へレベルが移動していることを記憶しておけばよい．そのほかに重要なレベルとして，足関節内反（inversion）はL4，母趾屈曲筋力はL5，足関節外反（eversion）はS1である．

中枢神経病変による上肢の軽い筋力低下を評価するには，手関節を回外し手掌側を上にして両手をそろえて前方へ突き出させ，しばらくその位置を維持させるようにするとよい．軽度でも筋力低下があれば，重力の影響を受けて手関節が回内してくる（Barré徴候）．開眼時にはこの徴候が陰性で閉眼時に陽性となる場合は，固有感覚（proprioception）の障害を示唆する．

感　覚

一般的な感覚検査では，痛覚，位置覚，振動覚の3つを診る．触覚検査では感覚障害の異常と正常の境界線の区別がやや不明確なので境界線を診ることは避ける．温度感覚は痛覚と同じ神経解剖学的経路を走行するため，一般的には省いてよい．ただ，脊髄視床路の障害が疑われた場合，痛覚に異常がない時には，冷やした（または温めた）音叉を皮膚に当てることにより，温度感覚を調べる．

感覚は自覚的な徴候を診るものであり，長時間の診察による患者の疲労や検者のバイアスによる影響で，正常を異常と見なしてしまう恐れがあることに注意する．中枢性感覚障害による正常と異常の境界線は1本であるが，末梢性感覚障害では境界線は2本である．感覚デルマトームを図2に示す．

痛覚検査に用いる器具はディスポーザブルのものを使用し，あまり鋭利でないものがよい．そうすることで，二次感染や出血のリスクを減らせ

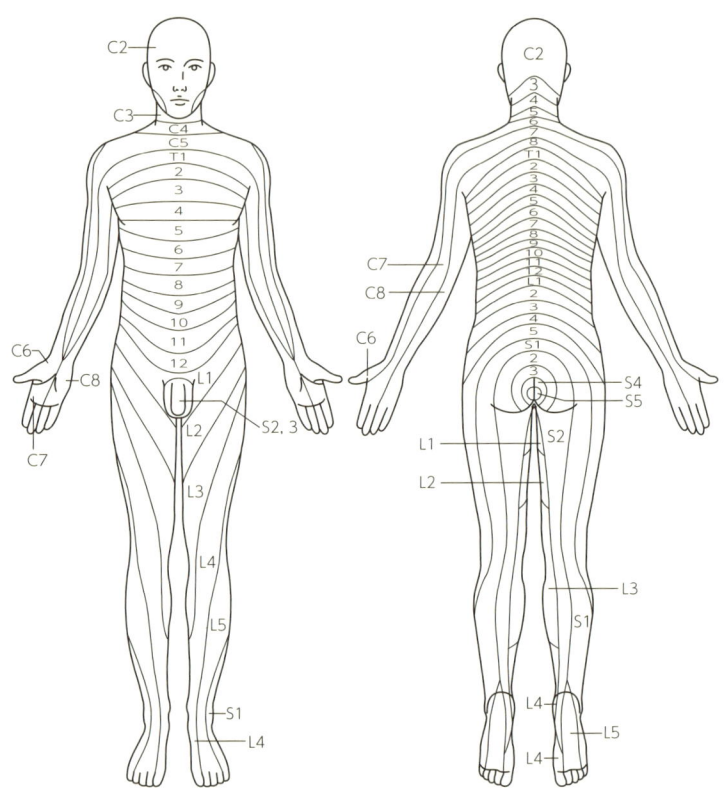

図2 感覚デルマトーム

る．ちなみに，筆者は木製（板性）の舌圧子を縦方向に割ったものを用いている．痛覚の比較基準は「顔面」の痛覚を用いる．顔面と両手背，両足背，両肩，両大腿前面の痛覚を比較し，「チクチクする」感覚に差がないかどうかを診る．位置覚を診るには，患者に足趾の関節の受動運動を行ってもらい，その方向を答えさせ，最後にRomberg試験を行う．振動覚は音叉をくるぶしに当てて診るが，正常対照として検者が自身の振動覚を診てから行ってもよい．

協調運動

　小脳機能を評価するための協調運動の診かたについて解説する．通常行われる検査は，回内・回外運動，指鼻試験，踵脛試験，そして継ぎ足歩行の評価である．変換運動困難（adiadochokinesis）では，回内・回外運動が素早く，かつ円滑にできない．測定異常（dysmetria）では，指鼻試験でovershootが見られる．四肢失調（limb ataxia）では，指鼻試験や踵脛試験で運動時振戦（kinetic tremor）が見られる．体幹失調（truncal ataxia）は，椅子の上で坐位として足を離した時に上体が不安定となるもので，小脳障害によるバランス異常は継ぎ足歩行をさせると確認しやすい．

〔参考文献〕
・Willis GC：Dr.ウィリス ベッドサイド診断―病歴と身体診察でここまでわかる！(松村理司, 監訳), 医学書院, 2008.

§2 各論―❺神経

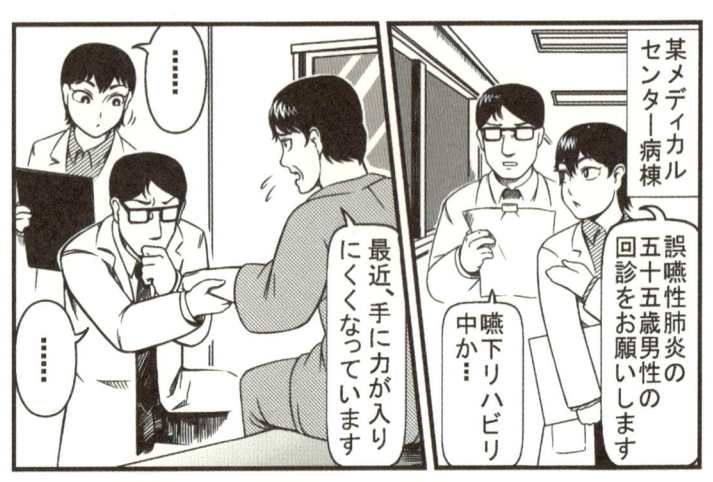

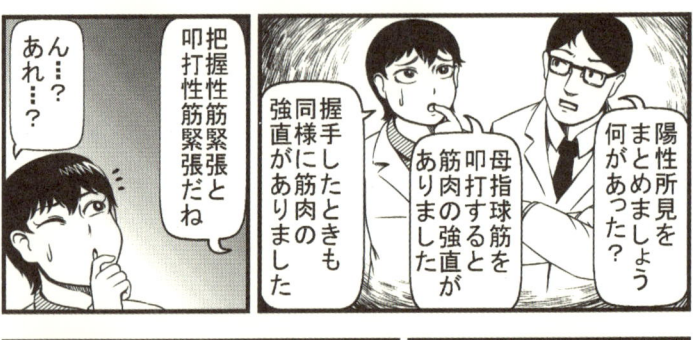

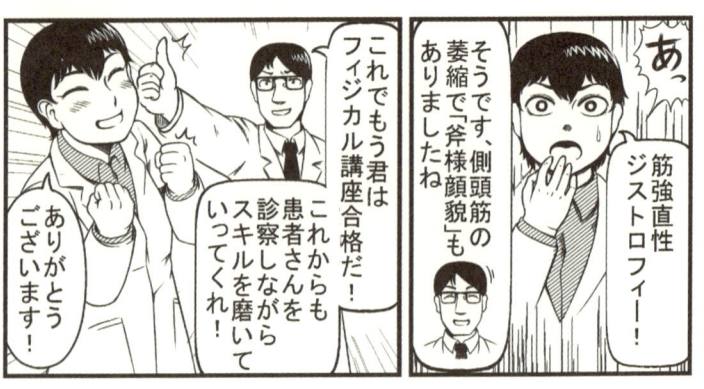

21 反射の診断

深部腱反射

　深部腱反射は，反射弓（腱～感覚神経～運動神経～神経筋板～筋）が正常に機能しているかをみるものである．反射弓のいずれかの部位が障害されていれば，深部腱反射は低下，または消失する．

　錐体路障害（pyramidal tract disorder）では腱反射は亢進し，時にクローヌスをみる．錐体外路障害（extrapyramidal tract disorder）では，筋固縮のためトーヌスは亢進するが，腱反射は減弱しているようにみえることがある．小脳障害では振子運動をみることがある．また，脊髄ショックのような急性期脊髄障害では，深部腱反射は低下，または消失する．

■ 下顎反射（jaw jerk）

　わずかに開口してもらい，検者の示指をオトガイと下口唇の間の溝に当て，その指を打腱器で軽く叩く（図1）．反射が誘発されれば，反射中枢の橋より上の錐体路障害や仮性球麻痺などで亢進する．健常者では反射がないか，軽度の下顎上昇を認めるのみである．

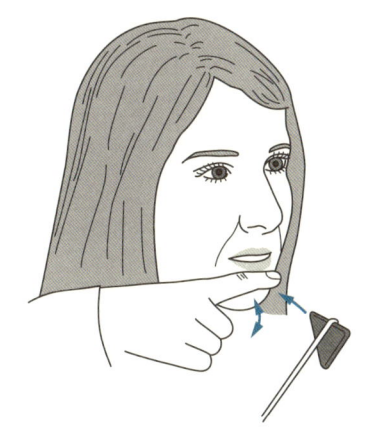

図1　下顎反射

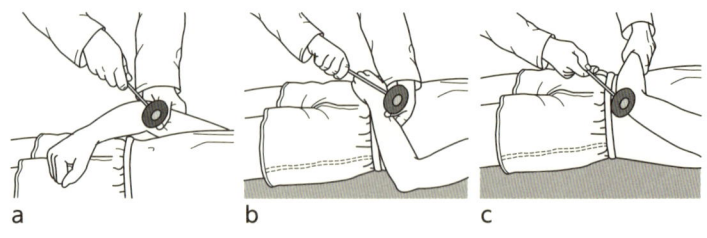

図2　上肢の深部腱反射
a：上腕二頭筋反射, b：腕橈骨筋反射, c：上腕三頭筋反射

■ 上腕二頭筋反射 (biceps reflex)

　図2aのように検者の母指を患者の上腕二頭筋腱の上に置いて，その母指を叩く．

■ 腕橈骨筋反射 (brachioradialis reflex，または回外筋反射；supinator jerk)

　図2bのように検者の母指を患者の腕橈骨筋腱の上に置いて，その母指を叩く．健常者では腕橈骨筋の収縮と肘関節の屈曲が認められる．頸椎症などの脊髄障害（C4,5レベル）では，腕橈骨筋の収縮と肘関節の屈曲は認めずに，手指の屈曲のみを認めることがある（回外筋反射の逆転；inverted supinator jerk）．

■ 上腕三頭筋反射 (triceps reflex)

　図2cのように，肘頭突起から約3～4cm上にある上腕三頭筋腱を直接叩く．

■ 膝蓋腱反射 (patellar tendon reflex，または膝反射；knee jerk)

　図3aのように膝蓋腱を叩く．患者が緊張して反射が出にくい時には，

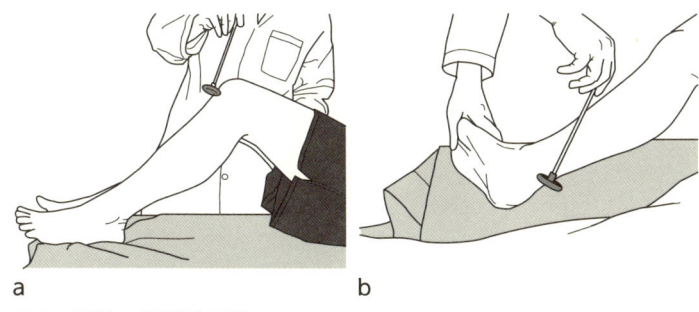

図3 下肢の深部腱反射
a：膝蓋腱反射，b：アキレス腱反射

患者に胸の前で両手を鈎のようにして握らせたまま左右に強く引いてもらうとよい．

■ アキレス腱反射 (achilles tendon reflex, または踝反射；ankle jerk)

図3bのように踵骨の約3cm上方のアキレス腱を叩く．反射を認めない時は，患者が体動できる時に限り，ベッドの上で後ろ向きでひざまずいて座ってもらい，両足がベッドの端から出るような体位で行うとよい．

表在反射

表在反射は，錐体路障害があるかどうかをみるのに使われる．小脳障害では表在反射は影響を受けない．

■ 腹壁反射 (abdominal wall reflex)

事前に患者に説明してから行う．舌圧子のヘラ部分などで**図4**に示す方向に腹部皮膚をこする．

健常者では刺激した方向に向かって臍が動く．この反射が消失する原因

図4　腹壁反射

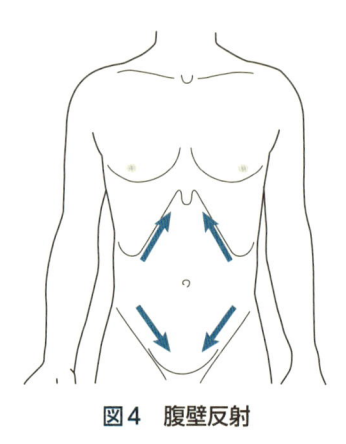

図5　バビンスキー反射
a：足底でこする方向
b：正常
c：バビンスキー徴候陽性（つま先の挙上，up-going toes）反射

として，錐体路障害のほか，多発性硬化症（multiple sclerosis；MS）などが挙げられる．

病的反射

■バビンスキー反射（Babinski reflex，または足底反射；plantar reflex）

図5aのように足底の外側に沿って，踵から足先に向かってこする．鋭的なものでは患者の不快感が強いので，鈍的またはソフトなヒゲや舌圧子などを用いるとよい．健常者では，母趾が屈曲し，ほかの足趾がお互いに近づく（図5b）が，異常反応では母趾の伸展がみられる（しばしばほかの足趾の開扇もみる，図5c）．

外果をこする刺激（チャドック反射；Chaddock reflex）や脛骨前面をこする刺激（オッペンハイマー反射；Oppenheimer reflex）でも同様の反射をみることができる．

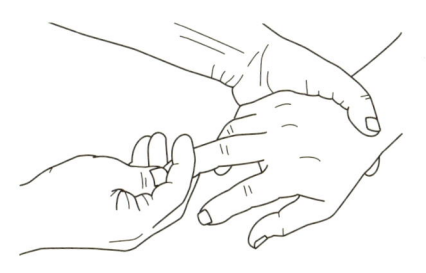

図6 ホフマン反射

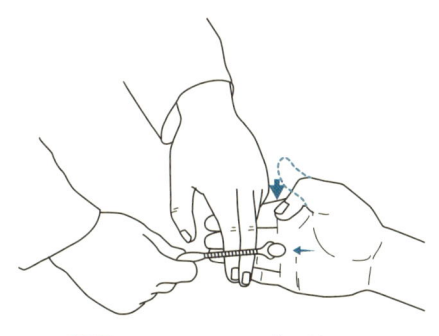

図7 ワルテンベルグ反射

■ホフマン反射 (Hoffmann reflex)

図6のように患者の手関節を伸展させた状態で，患者の中指末節骨を検者の母指で下向きにはじく．

陽性の判定は，母指の内転・屈曲が片側の手のみに認められた時である．早期の錐体路障害で陽性となる．

■ワルテンベルグ反射 (Wartenberg reflex)

図7のように患者の掌側の母指以外の手指に検者の手指をクロスさせるように当てて叩く．

陽性の判定は，母指の内転・屈曲が片側の手のみに認められた時である．

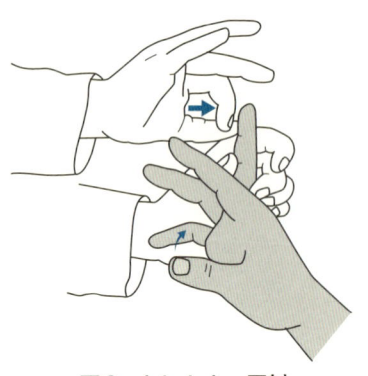

図8 トレムナー反射

錐体路障害で陽性となる．

■ トレムナー反射 (Trömner reflex)

図8のように，患者の手関節を伸展させた状態で，患者の中指末節骨を患者の手背方向にはじく（指をはじく向きはホフマン反射の逆方向）．陽性の判定は，母指の内転・屈曲が片側の手のみに認められた時である．錐体路障害で陽性となる．

脊髄症の手

頸椎症や後縦靭帯骨化症 (ossification of posterior longitudinal ligament ; OPLL)，関節リウマチ (C1,2の亜脱臼) などで頸髄障害 (C5,6以上のレベル) があると，脊髄症の手 (myelopathy hand) を呈することがある．これには，指離れ徴候 (finger escape sign) と反復離握手障害の2つの所見がある．

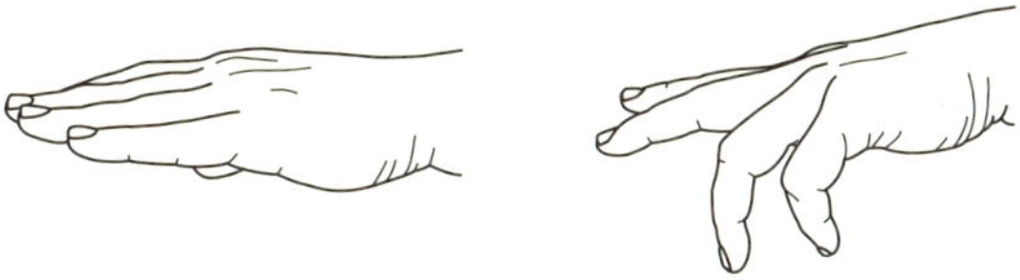

a. 健常手　　　　　　b. 患側手

図9　指離れ徴候

■ 指離れ徴候 (finger escape sign)

　図9のように，手掌を下向きに指をそろえて，突き出して30秒間不動にしてもらい，指離れ徴候を確認する．健常手はそのままの位置を維持できるが（図9a），患側手は小指（重度では薬指と中指も）が外転し（図9b），指節間関節の伸展保持もできなくなる．

■ 反復離握手障害

　頸髄障害の患者では，腕を伸展回内した状態で反復離握手運動を素早く行うことができなくなる（この時，手関節の動きが著明となる）．健常者では，10秒間に20回以上できるので，20未満を陽性とする．この種の障害は神経根障害では認めない．

〔参考文献〕

・Willis GC：Dr.ウィリス ベッドサイド診断―病歴と身体診察でここまでわかる！（松村理司, 監訳）, 医学書院, 2008.

索引

欧文

A
anti-phospholipid antibody syndrome；APS *12*
Anton症候群 *104*
aortic regurgitation；AR *47*
aortic stenosis；AS *39*
axillary sweat *8*

B
Barré徴候 *111*
BUN/Cr比 *6*

C
capillary refill time；CRT *8*
Castellの方法（脾臓打診）*91*
cholesterol crystal embolization；CCE *12*
chronic obstructive pulmonary disease；COPD *36, 68, 78*

D
disposition *3*

F
Frank-Starlingの機序 *63, 65*

H
Hoover徴候 *69*

J
Johnson分類（喘鳴）*78*

L
leathery crepitation *76*
Levine分類（心雑音）*44*
livedo reticularis *12*

M
manual muscle test；MMT *110*
Marcus Gunn瞳孔 *105*
mitral regurgitation；MR *54*
mitral stenosis；MS *49, 63*
multiple sclerosis；MS *118*

N
Nixonの方法（脾臓打診）*91*
non-invasive positive pressure ventilation；NPPV *80*

O
ossification of posterior longitudinal ligament；OPLL *120*
overwhelming post-splenectomy infection syndrome；OPSI *14*

P
pitting edema *44*
point of maximal impulse；PMI *48*

R
Rinne試験 *107*
Rivero-Carvallo徴候 *44*
Romberg試験 *112*
Roth斑 *106*

S
S_4とS_1の鑑別点 *37*

T
tactile fremitus *70*
Traube重複音 *51*

W
Weber試験 *107*
Wernicke光反応 *105*

和文

あ
アキレス腱反射 *117*
アシュラフィアン徴候 *52*
アジソン病 *87*
アラームサイン（外観）*3*

う
うっ血肝 *96*

え
嚥下障害 *107*

お
オースチン・フリント雑音 *49*
オスラー結節 *12*
オッペンハイマー反射 *118*

か
カーネット徴候 *96*

カベゴリン　47
カレン徴候　87
下顎反射　115
回内・回外運動　113
踵脛試験　113
感覚デルマトーム　112
肝癌破裂　88
肝硬変　93
肝濁音界　90
間質性肺疾患　76
関節リウマチ　120
感染性心内膜炎　12
眼球陥没　7
顔面神経麻痺　109

き
奇異性呼吸　69
奇異性分裂（Ⅱ音）　27
期外収縮　61
気管支拡張症　71, 75
気管支喘息　78
気管腫瘍　79
気管内異物　79
気胸　83
逆流性雑音　60
急性肝炎　90
急性喉頭蓋炎　79
急性膵炎　87
急性虫垂炎　96
急性肺水腫　68
急性リウマチ性心内膜炎　20
急性リウマチ熱　63
胸水　82
胸膜摩擦音　82

共同偏視　106
筋性防御　95

く
クインケ徴候　51
クールボアジェ徴候　86
クッシング症候群　87
クラックル　74
クラミドフィラ　76
クループ　79
グレイ・ターナー徴候　88
駆出性雑音　60
口すぼめ呼吸　68

け
ゲシュタルト心理学　2
ゲルハルト徴候　52
頸椎症　120
血管炎　15
血管雑音　89
血小板減少性紫斑病　14
結節　14

こ
コリガン脈　50
コレステロール結晶塞栓症　12
呼吸副雑音の分類　73
固定性分裂（Ⅱ音）　28
構音障害　107
口腔粘膜の乾燥　7
後縦靱帯骨化症　120
甲状腺腫瘍　79
紅斑　12

抗リン脂質抗体症候群　12

さ
左心室拍動の遷延化　57
左心不全　76
嗄声　107
最強拍動点　48
臍ヘルニア　88
三尖弁成分（T_1）　18
　——の聴診部位　19
三尖弁閉鎖不全症　31, 59

し
シェレンの三角　97
シスターメアリージョセフ結節　14, 88
シャーマン徴候　52
ジェーンウェー紅斑　12
子宮外妊娠　88
子宮内膜症　88
紫斑　12
　隆起性——　14
膝蓋腱反射　116
縦隔気腫　84
十二指腸潰瘍穿孔　88, 97
小脈　42
静脈コマ音　89
上腕三頭筋反射　116
上腕二頭筋反射　116
触覚振盪音　70
心筋梗塞　36

心尖拍動 55
　——の内側部陥凹 56
心不全 76
心房中隔欠損 28
心膜摩擦音 82
深部腱反射 115
す
スクウィーク 80
スコダ共鳴音 82
ストライダー 79
水疱 14
髄膜炎菌性菌血症 14
せ
生理的分裂（II音）25
脊髄症の手 120
鮮血便 102
線状出血 12
先天性二尖弁 47
全身性エリテマトーデス 12
全(汎)収縮期雑音 58
そ
僧房弁逸脱症 59
僧帽弁顔貌 67
僧帽弁狭窄症 20, 31, 49, 63
　——の圧・容量ループ曲線 65
　——の血行動態 66
僧帽弁成分（M_1）18
　——の聴診部位 19
僧帽弁閉鎖不全症 36, 54
　——の圧曲線 58

た
タール便 101, 102
タンブール音 24
ダイナミック聴診 31
多形滲出性紅斑 15
多発性硬化症 118
対光反射 104
代謝性アシドーシス 68
帯状疱疹 96
大動脈弁狭窄症 22, 39, 57
　——の自然歴 40
大動脈弁閉鎖不全症 47
　——の心雑音 49
脱水 6, 9
ち
チャドック反射 118
遅脈 42
腸音 89
腸閉塞 88
直腸診 99
つ
継ぎ足歩行の評価 113
て
デュロジェ徴候 51
と
トレムナー反射 120
徒手筋力検査法 110
努力様呼吸 68
糖尿病網膜症 106
動眼神経麻痺 107
な
難聴 107

に
尿閉 87
ね
ネフローゼ症候群 93
粘血便 102
は
ハンマン徴候 73
バビンスキー反射 118
バルサルバ手技 28, 87
バロットマン手技 95
播種性血管内凝固症候群 14
波動 92
肺炎桿菌 76
肺炎球菌 76
肺高血圧症 33, 36
肺の打診 71
橋本病 79
反跳圧痛 97
反復離握手障害 121
ひ
ヒポクラテス顔貌 7
ヒル徴候 50
皮下気腫 84
皮膚線条 87
皮膚ツルゴール 8
皮膚描記症 15
非心原性肺水腫 76
非侵襲的陽圧換気 80
脾臓の打診 91
脾摘後重症感染症 14
表在反射 117
ふ
複合性分裂（II音）27

索引

腹水 92
腹壁反射 117
腹膜摩擦音 90

へ
ヘルニア 98
ベッカー徴候 52
ペルゴリド 48
片麻痺 109

ほ
ホフマン反射 119
発疹の記述 13
房室解離 21
房室ブロック 36
膨疹 15

ま
マイコプラズマ 76
慢性気管支炎 75

慢性閉塞性肺疾患 36, 68, 78

み
ミオキミア 106
ミュセー徴候 51
ミュラー徴候 52
味覚検査 106

め
メイン徴候 52

も
毛細血管再充満時間 8
網状皮斑 12

ゆ
指鼻試験 113
指離れ徴候 121

ら
ライトハウス徴候 52

ラットリング 80
ランドルフィー徴候 52

り
リンカーン徴候 52
利尿薬 31
鱗屑 14

れ
レジオネラ 76

ろ
ローゼンバッハ徴候 52

わ
ワルテンベルグ反射 119
ワルファリンの過抗凝固 14
腕橈骨筋反射 116

著者略歴

徳田安春

地域医療機能推進機構（JCHO）研修センター長・総合診療教育チームリーダー，
筑波大学・東邦大学・聖マリアンナ医科大学客員教授，獨協医科大学特任教授

1988年琉球大学医学部卒．沖縄県立中部病院にて臨床研修後，沖縄県立八重山病院，沖縄県立中部病院，聖路加国際病院，筑波大学附属水戸地域医療教育センター・水戸協同病院などを経て現職．沖縄県立中部病院に総合内科グループを初めて立ち上げた．水戸協同病院では，国立大学初のサテライトキャンパス（筑波大学附属水戸地域医療教育センター）を設置し，総合診療科を中心とした完全型Department of Medicine体制をとった診療・教育を行ってきた．現在，日本最大規模の病院群アライアンスの研修センター長として，グローバルでも地域でも活躍できる総合診療医を育成している．

Dr.徳田のフィジカル診断講座

定価（本体2,600円＋税）

2014年 8月28日　第1版
2014年10月 8日　第1版2刷

著　者　徳田安春
発行者　梅澤俊彦
発行所　日本医事新報社
　　　　〒101-8718 東京都千代田区神田駿河台2-9
　　　　電話　03-3292-1555（販売）・1557（編集）
　　　　ホームページ：www.jmedj.co.jp
　　　　振替口座　00100-3-25171
印　刷　ラン印刷社
作　画　遊佐翔吾　　カバーデザイン　大矢髙子

©Yasuharu Tokuda　2014　Printed in Japan
ISBN978-4-7849-4339-5　C3047　¥2600E

・本書の複製権・翻訳権・上映権・譲渡権・公衆送信権（送信可能化権を含む）は（株）日本医事新報社が保有します．

・**JCOPY** ＜（社）出版者著作権管理機構　委託出版物＞
本書の無断複写は著作権法上での例外を除き禁じられています．複写される場合は，そのつど事前に，（社）出版者著作権管理機構（電話 03-3513-6969，FAX 03-3513-6979，e-mail:info@jcopy.or.jp）の許諾を得てください．